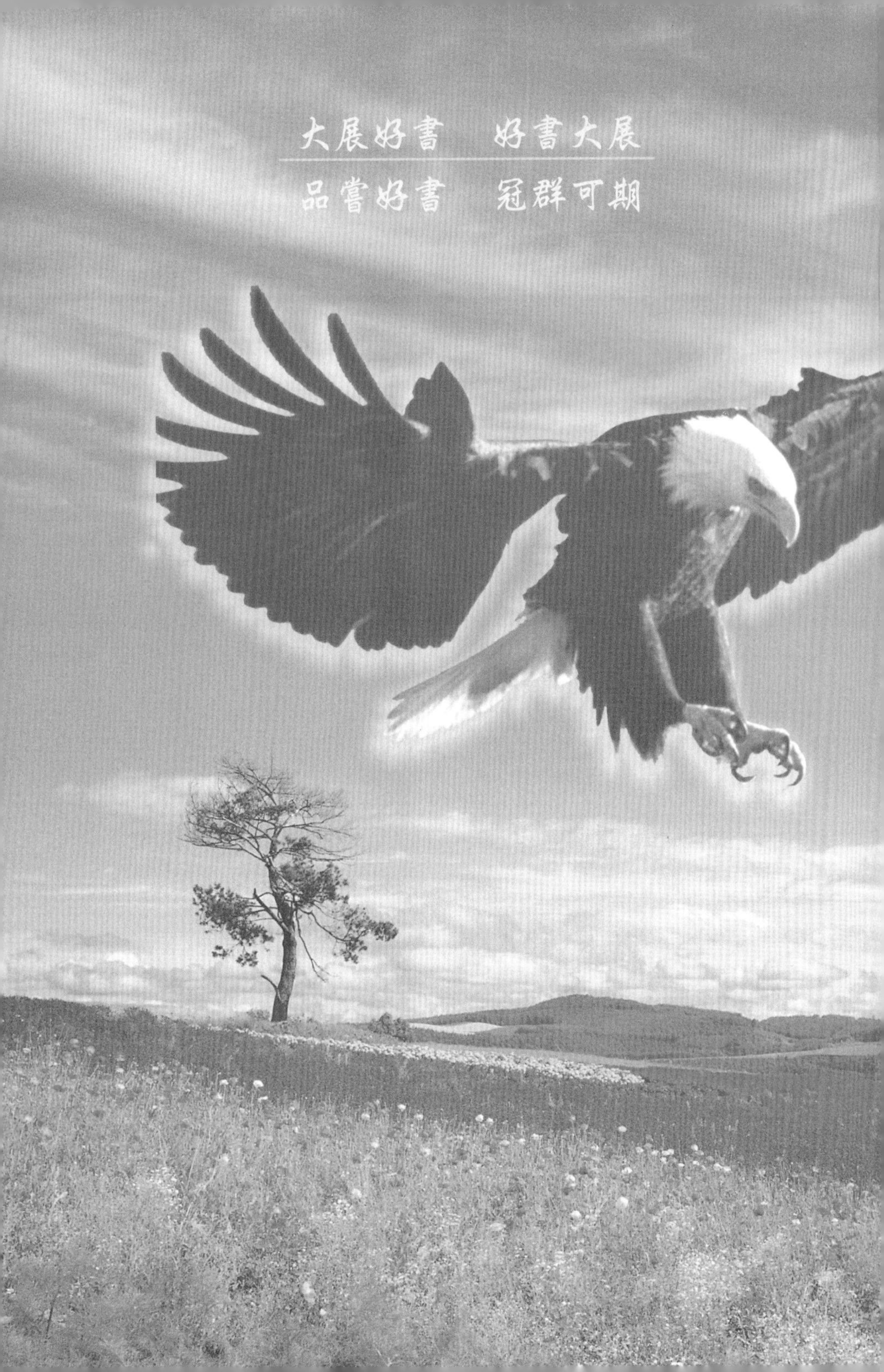

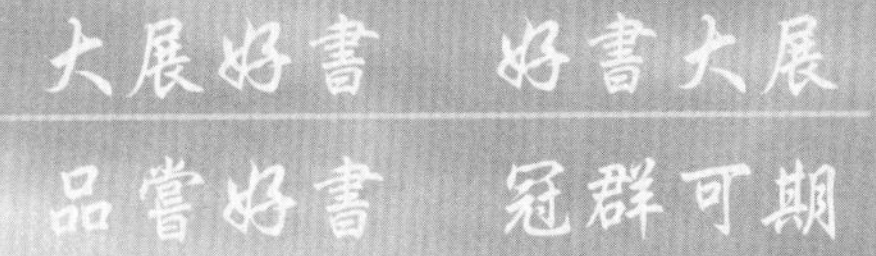
大展好書　好書大展
品嘗好書　冠群可期

元氣系列 13

納豆健康法

劉淑玉 主編

大展出版社有限公司

前言

隨著文明的進步，產生許多人為毒素、化學物質或毒性化學藥品，對人體健康造成極大的威脅。這些無以計數的外敵，都需要藉由人體完善的免疫功能來克服。

很多人每天都在思索如何改善飲食，吃出健康，或如何鍛鍊身體，預防疾病。相反的，也有不少人每天過著與健康無緣的生活，暴飲暴食，抽菸喝酒，經常熬夜，完全不運動。

現在人工作忙碌，往往忽略自己和家人的飲食，再加上運動不足，造成體質變差。近年來，很多人都因為營養不均衡而罹患各種生活習慣病。

最近，掀起納豆風潮。大家都知道大豆是營養豐富且均衡的食品，而其發酵產物納豆，不但完整保留大豆豐富的營養，而且展現比大豆更好的效果。

納豆中所含的納豆菌，能使腸內益菌增殖，調整腸胃功能，預防胃潰瘍、胃癌等疾病。同時含有能夠溶解血栓的酵素納豆激酶，能夠防止並消除血栓，預防各種心血管與腦血管疾病。

此外，也含有豐富的膳食纖維，能夠活化腸的功能，改善便秘。納豆菌中所含的吡啶二羧酸，能發揮制癌效果，同時降低中性脂肪與膽固醇，達到減肥效果。

納豆中的卵磷脂，能分解體內多餘的脂肪，保持肌膚光鮮亮麗。同時含有類似女性激素的物質異黃酮，能夠調整激素的平衡，改善女性更年期障礙，預防骨質疏鬆症。

因致力於研究納豆而聲名大噪的日本倉敷藝術科學大學的須見洋行教授，說：

「肥胖的人經常攝取納豆，能夠確實的減肥。原因可能是納豆菌具有卓越的整腸效果，能夠提高新陳代謝所致。納豆菌中所含的納豆激酶，能夠溶解血栓，有效的改善血液循環。」

大豆對身體很好，這是眾人皆知的事實，但是其發酵食品納豆，比大豆更容易食用，而且對人體的消化吸收率極高，能更有效的創造健康。

本書介紹納豆的營養價值及各種效用，也提供許多體驗例作為參考。納豆的健康效果備受世人矚目，能夠改善包括癌症在內的各種疾病，希望本書的讀者們都能夠拜納豆之賜得到幸福與健康。

目錄

第二章　納豆的神奇效果

第三章　納豆的生活習慣病體驗談

第四章　納豆的腦血管疾病體驗談

第五章 納豆的心血管疾病體驗談

第六章　納豆對於肥胖症的體驗談

第七章　更健康的納豆吃法

第八章　納豆Q＆A

第一章　營養滿分的納豆

大豆的發酵食品納豆

傳統的納豆製法，是將大豆充分泡過水後加以蒸煮，再用曬乾的稻草包住，利用一定的溫度與濕度，經過一天的發酵時間，即可作成黏糊狀的納豆。

納豆會出現絲狀物質，這是在製造過程中，稻草上的納豆菌分解大豆中的蛋白質所產生的。蛋白質被分解形成谷氨酸化合物，為一種氨基酸，是造成黏稠狀態的主要因子。

大家都知道大豆的營養價值極高，而納豆完整的保存大豆中豐富的營養成分。大豆的材質較硬，而且富含膳食纖維，所以不易消化。

煮過的大豆，在人體的消化吸收率約為七成，但

黃豆食品的消化率

	消化率(%)	營養價值(每100公克)
納　豆	85	77
煮熟的黃豆	68	67
煎豆腐	60	59
豆　腐	95	49

是大豆的發酵食品納豆則高達八～九成。大豆在發酵的過程中，大豆蛋白質被分解，變得容易消化吸收，有助於降低膽固醇與中性脂肪。

豆腐也是大豆的加工食品，即使納豆的消化吸收率不如豆腐，但是，納豆的營養價值是豆腐望塵莫及的。想要完全攝取到大豆的營養價值，納豆是最佳的選擇。

納豆的營養價值

納豆中富含優質蛋白質、能夠保持熱量代謝維持正常的維他命B群、淨化血液而促進血液循環的維他命E，以及防止貧血不可或缺的鐵，還有國人容易缺乏的鈣。

納豆是低熱量、低脂肪食品，含有豐富的膳食纖維，容易得到飽足感，也能吸附體內多餘的脂肪或膽固醇。

不但營養均衡，而且幾乎不含膽固醇，直接承襲大豆的營養成分。此外，發酵後的納豆，具有強力的蛋白分解酶作用，能夠提高消化力，並且藉由納豆菌的發酵，產生獨特的風味。

納豆的脂肪，含有維持人體健康不可或缺的亞麻酸、亞油酸，還有人體無法自行製造的必須脂肪酸。

維他命方面，以B_2的含量較多，也富含有「抗氧化維他命」之稱的維他命E。一般植物中的B_{12}含量微乎其微，但是，納豆中富含維他命B_{12}，能夠預防惡性貧血，這是一大特徵。

納豆中最值得注意的成分，大致如下：

①納豆菌：能夠增加腸內益菌。

②納豆激酶：能夠溶解血栓。

③血管緊張素變換抑制酶：能夠降血壓。

④SOD（超氧化歧化酶）：能夠去除活性氧。

各自發揮重要的作用，能夠有效的預防高血壓、腦中風、心臟病、動脈硬化、肥胖、骨質疏鬆症、脂肪肝、便秘、糖尿病、膽結石、痛風、高膽固醇等生活習慣病，有助於抗衰老、美肌、促進成長。

納豆菌為何物？

納豆是有益於健康的發酵食品，能夠改善心肌梗塞、腦梗塞、高血壓、痴呆、骨質疏鬆症等各種疾病。

最近也發現，納豆菌能夠抑制大腸菌的增殖，只不過仍有很多人無法接受納豆的氣味，這時可以藉由市售的納豆菌飲料維持健康。

納豆菌的大小約為千分之一毫米，是沾附在稻草上生存的一種微生物，能使大豆的蛋白質或脂肪迅速分解。納豆菌具有很強的生命力，即使在一百℃以上也不易死亡。

根據統計資料顯示，每一百克納豆中含有約一千億個納豆菌。納豆菌分泌的分解酶，包括能夠將蛋白質分解成氨基酸的蛋白酶、將澱粉分解為葡萄糖的澱粉酶、將脂肪分解為甘油（脂肪酸）的脂肪酶、將蔗糖分解為葡萄糖的蔗糖

癌症的警訊

1. 表皮傷口或胃潰瘍遲遲未癒合
2. 身體有不正常出血或有異常分泌物流出
3. 特定部位疼痛久未改善
4. 大小便習慣改變
5. 身體上各種痣或疣最近有異常變化
6. 不明原因的體重減輕，久未改善
7. 持續性長久的咳嗽或聲音沙啞
8. 不明原因的長時間發燒或全身倦怠，久未改善
9. 乳房、睪丸或其他組織器官的腫脹、厚實或實質硬的存在
10. 吞嚥困難或腸胃到消化功能異常

酶、將纖維質分解為糖的纖維酶、將尿素分解為氨的尿素酶等。

納豆能夠促進消化、整腸，有「酵素劑」之稱。我們的胃液、唾液、腸液也會分泌出蛋白酶、澱粉酶等酵素，藉此才能進行消化。如果再加上納豆強大的酵素作用，就更能夠提高身體的消化吸收功能。

很久以前，就有人針對納豆或納豆菌的抗菌性進行研究，結果發現納豆菌能夠預防赤痢、傷寒、霍亂、結核等疾病。

納豆中含有豐富的膳食纖維，能夠預防大腸癌；而維他命B_2則能預防肝癌。一九八七年，日本名古屋大學的農學部，利用納豆菌成功培養出人類所具有的抗癌因子，更進

一步確認納豆的抗癌效果。

納豆的黏性物質是無價之寶

很多人都不喜歡納豆的氣味和黏性，認為只有腐敗的東西才會發黏、帶絲。

納豆的黏性物質，即絲的部分，是納豆菌從大豆成分中合成的物質，為不能分解的氨基酸。能保護胃壁，使食物和老廢物質順利通過腸管，幫助體內毒素的排泄。

攪拌納豆時，會看到拉出很長的絲，其中含有黏多醣這種蛋白質，具有增強精力的效果。同時富含維他命B_2，能提高性功能，強化生殖力。

納豆一旦被細菌感染，絲會被分解酶切斷而無法拉出，這也是納豆銷售業者最在意的問題。納豆的黏性物質，是為了保護自身免於受到其他微生物之害。

納豆在發酵過程中，會形成代謝產物，結束發酵後，這些產物會減少，而丙酸、醋酸等有機酸會增加，產生氣味。

日本岩手大學農藝化學科的伊東哲雄教授等人，發現吡嗪類與硫化物能改善納豆的氣味。

事實上，只要下點工夫，將香味蔬菜與納豆搭配，就能增添納豆的美味，容易入口。

納豆中的納豆激酶十分耐熱，即使加熱攝取也有效，能防止血栓症。經常攝取動物性脂肪的人，為了避免罹患血栓症，平常就會積極的攝取納豆。

投與華法令的人要遠離納豆

納豆是傳統的健康食品，但是，就算再好的東西，也未必適合每個人。

華法令（warfarin）是一種合成藥物，能夠預防血液凝固。因為心臟瓣膜症而安裝人工瓣膜、動過冠動脈導管手術，以及動手術使用人工血管等血液容易凝固的人，幾乎都會服用華法令。目的在於減少凝固因子的製造量，防止血栓形成。

華法令的分子構造和維他命K類似，因此，具有在肝臟抑制促凝血酶原等凝固因子合成的維他命K的作用。

富含維他命K的食品，包括羊栖菜、花椰菜、菠菜、海帶芽與納豆等。維他命K攝取越多，越會抵消華法令的效果，降低華法令的功效。

因此，從理論上而言，投與華法令的患者，最好不要吃富含維他命K的食物，但這只是限於少數病患。事實上，維他命K並不會形成血栓，希望各位不要誤解。

截至目前為止，尚未出現因為投與維他命K而引起血栓症的報告。

納豆能防止血栓的形成

最近發現，納豆中含有能夠溶解血栓的酵素，也就是納豆激酶，是由納豆菌中製造出來的酵素。

納豆激酶具有類似血中血纖維蛋白溶酶的作用，能發揮溶解血栓的力量。

經由動物實驗發現，納豆激酶通過酸性的胃與鹼性的腸後，也不會喪失活性，能夠繼續活動，因此，其預防血栓生成的效果受人期待。

血液凝固生成血栓，這是人體自然的一種防禦功能。但是，當血栓阻塞冠動脈時會造成心肌梗塞，阻塞腦血管時會造成腦梗塞。

血栓有如血中的垃圾塊，會抑制血液的循環，使血液無法送達末梢，造成細胞死亡。

血栓一向被視為是血液中的壞蛋，但是我們的體內隨時都會製造出血栓，因為一旦受傷而不止血的話，就會危害生命。在這段期間內，生命體會修復血管，完成任務後，血栓就會溶解掉。

納豆激酶會製造出讓血液不易凝固的物質，促進血液循環，溶解血栓。有血栓症的人，請務必體驗納豆溶解血栓的效果。

納豆的美味來自谷氨酸

雖然納豆是由大豆發酵而來，但是，卻具有大豆所沒有的獨特香味。這種味道主要來自谷氨酸，是一種氨基酸（amino acids）。

氨基酸是構成蛋白質的化學單位，如果沒有適當的胺基酸組合，蛋白質就不存在。所有的生物，其結構主要是由蛋白質提供。

但是，納豆存放多日會喪失美味，這是因為隨著納豆菌的繼續分解，氨基酸也會被更進一步分解，產生大量的氨臭而影響美味所致，所以，務必要在產生氨臭前食用。

納豆中含有豐富的維他命E與B_2，有助於美容。而且納豆十分經飽，只要攝取少量，就可以得到飽足感。希望變得美麗、苗條的女性，要經常攝取納豆料理。

女性進入中年後，容易引起骨質疏鬆症。納豆中富含鈣質，尤其和魩仔魚乾共食，能夠攝取到足夠的鈣，對於預防骨質疏鬆症很有幫助。

女性們也經常有便秘的煩惱。便秘容易造成肌膚粗糙，是美容的大敵。納豆中含有豐富的膳食纖維，經常吃納豆，能夠使排便順暢，擁有美麗的肌膚。

納豆中的吡啶二羧酸能抑制癌症

人體中的肌肉、肌腱、韌帶、器官、腺體、頭髮等，都是由蛋白質構成；骨骼的生長發育也必需蛋白質。蛋白質佔體重的最大部分，僅次於水。

在煮過的大豆中加入納豆菌作成發酵食品納豆後，九十％的蛋白質可被人體消化吸收，同時礦物質和維他命的含量也會增加。

納豆中所含的納豆激酶，具有強大的溶解血栓作用，能夠預防因為血栓阻塞血管所引起的腦梗塞或心肌梗塞。對於腦內細血管阻塞所引發的老人痴呆症也有效。

另外，納豆中所含的ＳＯＤ酵素和維他命Ｅ具有抗氧化效果，能夠去除讓身體細胞膜氧化而引發各種疾病的活性氧。

納豆中還含有較不為人所知的吡啶二羧酸，具有抗菌作用，是一種天然維他命化合物。將吡啶二羧酸加入肝癌的培養細胞中，發現能抑制癌細胞的增殖。

以藥理學的觀點來看，只要攝取納豆，就能夠得到吡啶二羧酸。一百克的納豆中，約含有一七・五毫克的吡啶二羧酸。只要吃一包納豆（五十克），就能發揮很好的效果。

吡啶二羧酸對於引起食物中毒的菌類有效，同時經由研究發現，也具有殺死癌細胞的作用。

原本吡啶二羧酸是用來對付紫外線或熱，具有防禦作用的成分。納豆菌加熱到一二〇℃也不會死亡，即拜吡啶二羧酸之賜。

根據研究報告指出，在子宮癌與腎臟癌的培養細胞中加入吡啶二羧酸，能產生制癌效果。

納豆能預防骨骼疾病

隨著社會的高齡化，骨質疏鬆症的患者也與日俱增，骨質疏鬆症（Osteoporosis）已經演變成嚴重的社會問題。

人體內的鈣質佔九九％，多半存在骨骼內，一旦血中的鈣量不足，為了維持血中鈣濃度的穩定，骨骼內的鈣質必須釋出到血液中。

尤其女性的骨骼和激素有密切關係，隨著增齡，血液從骨骼中吸收鈣質的數量，已超過骨骼本身所製造的量。

這種不均衡的關係，造成身體的骨質量漸漸減少，骨密度降低，引起骨質疏鬆症。

無法經由小腸吸收足量的鈣質、缺乏運動、長期黃疸、胃切除、乳糖不耐症，也是造成骨質疏鬆症的其他原因。

皮膚白皙、骨架細小、未曾懷孕、抽菸、不經常活動、消化不正常、已切除卵巢、喝過量的酒、攝取大量的咖啡、茶、停經期自然提前、家族有骨質疏鬆症的病歷的女性，最可能產生骨質流失。

根據東京大學醫學部老年疫學教室的研究報告顯示，發生骨折的老年人，其血中維他命K_2的濃度明顯下降。

納豆中含有維他命K_2，這是由納豆菌製造出來的成分。能夠提高骨骼的功能，防止骨架受損。

女性在停經時，缺乏雌激素，骨量驟減，容易罹患骨質疏鬆症，甚至因為骨折而臥病在床。

根據日本方面的研究，發現攝取納豆後，其成分維他命K_2會直接作用於骨骼，增加骨量。

維他命K_2能夠提高骨的骨芽細胞的功能，抑制破壞骨的破骨細胞的作用，從各方面對骨發揮作用，強化骨骼。

除了維他命K_2外，納豆中還含有很多強健骨骼的成分。例如，能夠強化骨骼的鋅。值得一提的是，當維他命K_2與鋅結合時，能夠提高骨組織中的鈣量，

食品中維他命K的含量(ng/ml.g)

	K1	MK-4	MK-5	MK-6	MK-7	MK-8
發酵食品						
納豆	100	13.0	79.0	330.0	8.636	79.0
味噌(乾燥)	111	8.2	8.1	2.9	20	8.1
海藻						
海帶	663	—	—	8.7	—	—
羊栖菜	3,273	—	—	2.9	—	—
海帶芽(乾燥)	2,531	1.8	—	—	—	—
其他						
菠菜	4,785	—	—	—	—	—
大豆粉	368	—	19	2.8	—	—
乳瑪琳	509	90	—	—	—	—

—：未檢測出來

而納豆本身就含有豐富的鈣。

另外，納豆中也含有異黃酮，具有類似雌激素的活性，能夠防止骨中的鈣流失。

長期攝取納豆能夠增加骨量，改善骨質疏鬆症。最有效的吃法，就是每週攝取三～四次納豆，一次攝取量為一包（五十克）。市面上販賣各種富含維他命K_2的納豆，不妨多加利用。

簡易納豆料理

很多人無法接受納豆特殊的氣味，事實上，只要下點工夫，即可吃到美味可口的納豆料理。簡單介紹如下。

●納豆拌蒟蒻或豆腐

在煮過的蒟蒻或蒟蒻絲上，鋪上納豆和切碎的秋葵，也可以利用豆腐或魩仔魚來拌納豆。

●納豆拌醬油蔥花

加入淡味醬油、蔥花直接攪拌後即可食用。

●納豆味噌湯

在納豆味噌湯中混入海帶芽、竹筍、白蘿蔔、蕪菁葉、金針菇、南瓜等當作菜碼，加入豆腐。也可以將納豆和多種蔬菜混合，作成什錦鍋料理。

●蔥拌納豆

蛋黃、番茄丁、蔥和納豆混合，再淋上芥末醬或自己喜歡的醬汁。色彩鮮豔，能夠增進食慾。

●納豆拌白蘿蔔泥

納豆中混入白蘿蔔泥，淋上些許醬油調拌即可。

●泡菜納豆

切碎的泡菜和納豆、魩仔魚、磨碎的黑芝麻充分混合攪拌。泡菜本身就有味道，不必再淋上醬油。

●醃鹹梅納豆

納豆中混入醃鹹梅、白蘿蔔泥和蔥一起攪拌。也可以添加柴魚或紫蘇，放入切碎的秋葵一起吃也不錯。

●納豆湯

納豆湯中放入豆腐、油豆腐、蒟蒻、甘藷和少量的胡蘿蔔，用味噌調味。起鍋前，撒上芹菜末、蔥末。

●納豆海帶

將海帶剪碎，和納豆混合後冷藏於冰箱內半天。吃之前淋上醬汁，能夠品嚐到海帶的美味。

第二章　納豆的神奇效果

吃納豆能改善眼底出血

眼底中分布著無數的細小血管，是相當重要的部位。因為各種病因而造成眼底的血管破裂時，就會引起眼底出血。

引起眼底出血的代表性疾病，包括糖尿病、高血壓等。若持續出現高血壓時，則全身的動脈硬化，眼底的血管變硬，造成眼底出血。很多人因為糖尿病而導致失明，原因就在於眼底出血。

另外，眼底出血也和血栓有關。血栓是血管中形成的血塊，如果阻塞在腦血管，會造成腦梗塞或血管性痴呆；如果阻塞於心臟的冠動脈，則會成為心肌梗塞的原因。

納豆中所含的納豆激酶，能夠預防血栓的形成，也能溶解血栓，改善眼底出血。

眼底出血的背後，幾乎都隱藏著高血壓或動脈硬化的症狀。一旦高血壓或動脈硬化進行，容易生成血栓，引起眼底出血。

吃納豆能夠促進血液循環，預防高血壓和動脈硬化，進而改善眼底出血。另外，視網膜中央靜脈閉鎖症也是引起眼底出血的原因，有的醫師會建議患者攝取納豆，藉此提高治療效果。

納豆是預防高血壓的優良食品

所謂血壓，是心臟將血液打入動脈，血液對血管壁產生的壓力。心臟收縮力最大時的血壓，稱為收縮壓。心臟處於兩次收縮之間的休息期的血壓，稱為舒張壓。

根據世界衛生組織建議的高血壓判斷標準，收縮壓超過一四〇毫米汞柱、舒張壓超過九十毫米汞柱，都屬於高血壓狀態。

高血壓放任不管，會影響身體重要的部位，尤其是心臟、大腦和腎臟。

高血壓會增加心臟的負擔，使心臟擴大，引起心臟衰竭。高血壓也會加速動脈的粥樣硬化，誘發心臟病。因為高血壓而導致大腦血管破裂時，會引起中風。

另外，高血壓也會使眼底動脈出現粥樣硬化或出血，造成視力減退，甚至失明。高血壓影響腎血管時，會造成腎功能衰竭。

高血壓通常是沒有症狀的，稍後的警示訊號包括出汗、心跳加速、喘氣、頭痛、頭暈、視覺模糊。因為高血壓通常沒有徵兆，因此，定期測量血壓是非常重要的，尤其是高危險群者。

高血壓是引起生活習慣病的最大原因。攝取過多的鹽分，會使得血液中的中性脂肪比例過高，血液污濁，血管壁附著壞膽固醇，血液流通不暢，引起血壓上升。

因此，想要預防高血壓，就要避免吃太鹹的食物，均衡的攝取蛋白質、維他命、礦物質等營養。

根據研究報告指出，長期攝取納豆，能使血壓慢慢下降。

老年高血壓會伴隨產生高血脂、高膽固醇、肥胖、糖尿病等疾病。這些疾病都是因為體內代謝混亂所致，因此，攝取均衡的飲食很重要。將納豆納入飲食生活中，能降低高血壓，對抗各種生活習慣病。

納豆對重大疾病的效果

佔國人十大死因的前幾名，分別是癌症（惡性腫瘤）、腦血管疾病、心臟病、糖尿病等，這些疾病都和飲食有關。

例如，攝取過多紅肉及飽和脂肪酸的食物，容易罹患大腸癌，而醃漬食品與食道癌及鼻咽癌息息相關。蔬果攝取不足，會使體內重要的維他命C及β胡蘿蔔素等抗氧化物質缺乏，促使體內產生活性氧，引發癌症。

造成腦中風的因子，包括高血壓、高血脂、抽菸、喝酒、肥胖、糖尿病，以及攝取太油、太鹹的食物。腦中風的可怕之處，在於平常沒有特別症狀，但是某一天卻突然發作，造成無可挽回的傷害。

心臟病的原因，包括動物性脂肪和糖分攝取太多，體內膽固醇含量過高。

台灣地區民國96年主要死亡原因

順位	死亡原因	死亡人數
1	惡性腫瘤	40,306
2	心臟疾病	13,003
3	腦血管疾病	12,875
4	糖尿病	10,231
5	事故傷害	7,130
6	肺炎	5,895
7	慢性肝病及肝硬化	5,160
8	腎炎、腎徵候群及腎變性病	5,099
9	自殺	3,933
10	高血壓性疾病	1,977
11	敗血症	1,245
12	支氣管炎、肺氣腫及氣喘	1,165
13	結核病	783
14	胃及十二指腸之潰瘍	747
15	源於周產期之病態	487
		總計 110,036

資料來源：行政院衛生署

再加上運動不足、抽菸，造成體內脂肪蓄積，引發心血管疾病。

糖尿病多半是由於胰臟所分泌的胰島素不足所造成，缺乏胰島素，體內就無法利用葡萄糖，因此，造成血液中的葡萄糖量過高，而組織吸收的葡萄糖過低。一般是日常生活中暴飲暴食，造成熱量與脂肪過度蓄積，再加上運動不足所致。

納豆中含有納豆激酶，能抑制血栓的生成，有助於改善心臟病與腦中風。納豆中所含的膽鹼物質，能夠活化腦部功能，提升記憶力，預防痴呆。

當體內活性氧過剩時，會使基因、蛋白質、脂質出現問題，成為癌症、動脈硬化等疾病和老化的原因。納豆中含有去除活性氧的酵素（ＳＯＤ＝超氧化歧化酶），能預防活性氧所引起的癌症等各種疾病和老化。

罹患糖尿病時，維他命B_2的吸收率會降低。納豆中含有豐富的維他命B_2，為大豆的五倍以上。同時，也富含膳食纖維，能夠抑制血糖值上升。此外，也含有大量的卵磷脂，能促進胰臟分泌胰島素，控制糖尿病。

納豆是健腦食品

納豆在發酵、成熟的過程中，所含的蛋白質會被分解為氨基酸。氨基酸中的谷氨酸，能提高記憶力和思考力。

納豆中所含的卵磷脂（Lecithin），會變成腦內的神經傳導物質乙醯膽鹼，負責記憶與訊息的取捨，佔腦內基本物質的二十％，為重要成分。

人體內每一個活細胞都需要卵磷脂，要維持腦的作用，神經傳導物質是不可或缺的。一九八六年，德國的佐爾卡茲博士證實，攝取高卵磷脂食物，能提高記憶力。納豆中含有豐富的卵磷脂，卵磷脂對老年人尤其重要，因為它能預防動脈便化、心臟血管疾病，增強大腦功能，協助肝臟吸收維他命B_1，容易健忘的人要積極攝取納豆。

腦的作用，決定於葡萄糖、氨基酸、維他命B群及氧的量。納豆中含有各種氨基酸及維他命B群，以及一些未經確認但是對腦產生良好作用的成分。

隨著高齡化社會的到來，老人痴呆症將會成為社會棘手的問題。引起老人痴呆症的主要因素，在於血栓造成腦細胞內的血液循環不良。

老人痴呆症的特徵是精神敏銳性下降。這是因為腦部血液循環不良所致，記憶力和智力減退，甚至神智不清，性格變異。

納豆中所含的納豆激酶，能夠抑制腦的血栓，促進血液循環，預防腦血管性痴呆。在國外，將納豆視為「健腦食品」，受到世人矚目。

納豆中含有抗癌物質

癌症包括惡性腫瘤、上皮癌、肉瘤、黑色素瘤及淋巴肉瘤等。癌症的特徵是，細胞無限制的增殖。與正常細胞相比，癌細胞的形狀非常不規則。

細胞迅速分裂所形成的腫瘤分為兩種，即良性腫瘤和惡性腫瘤。良性腫瘤只在局部生長，不會侵入周圍組織。相反的，惡性腫瘤會擴散到血液及淋巴系統中，即癌症。

男女十大癌症死亡原因（民國96年）

男性			女性		
順位	死亡原因	死亡%	順位	死亡原因	死亡%
1	肝癌	21.9	1	肺癌	17.5
2	肺癌	21.1	2	肝癌	14.9
3	結腸直腸癌	9.9	3	結腸直腸癌	13.2
4	口腔癌	8.3	4	乳癌	10.7
5	胃癌	6.3	5	胃癌	5.8
6	食道癌	5.2	6	子宮頸癌	5.7
7	前列腺癌	3.9	7	胰臟癌	4.0
8	非何杰金淋巴癌	3.1	8	膽囊癌	3.7
9	胰臟癌	3.0	9	非何杰金淋巴癌	3.4
10	膽囊癌	2.3	10	卵巢癌	2.8

資料來源：行政院衛生署

癌症的原因，包括化學因素、物理因素、遺傳因素、病毒、情緒、飲食和營養因素等。最常見的癌症，有肺癌、腸癌、子宮癌、乳腺癌、食道癌、胃癌、肝癌、前列腺癌、白血病及淋巴肉瘤等。

影響癌症的因素很多，環境因子及飲食因素是人們相信的二項主因，它們造成免疫力的喪失。不易被早期發現，等到發現時，多半已經擴散，很難進行有效的治療。

根據研究報告顯示，人類癌症的發生，八十%來自環境因素，其中又以食品和抽菸佔大多數。

過度攝取以亞硝酸為代表的發色劑，還有以保存為目的的食品添加物是主要原因。接著，就是人類使用火來料理食物。尤其像魚、肉類等烤焦部分形成的脂質，即過氧化物質，具有致癌作用。

研究報告顯示，亞硝酸所產生的致癌物質，能夠藉著各種蔬菜，尤其是南瓜、洋蔥、蓮藕、納豆等加以抑制。

日本金澤大學藥學部的龜田幸男教授進行老鼠實驗，確認納豆具有制癌效果，並將具有制癌效果的納豆菌命名為ＫＭＤ一一二六。

另外，日本東北大學農學部的大久保一良教授等人，利用微生物進行「抗變異原性試驗」，也證明了皂苷能夠強力抑制愛滋病毒的增殖。

皂苷易溶於水，遇熱容易被分解。吃納豆能攝取到皂苷，有助於預防癌症等各種疾病。

防癌對策

癌症要以預防為主，並且從飲食出發，方法如下。

①避免攝取含較多脂肪的食物，尤其是豬肉。可以選擇魚類和海產等。牛奶則選擇脫脂奶。

②攝取營養均衡的食物，維持理想的體重。

③多吃富含膳食纖維的食物，藉此能降低大腸癌和直腸癌的罹患率。

④少抽菸、喝酒。

⑤少攝取醃燻食品。

⑥多吃蔬果，而且要多樣化，尤其深色蔬果富含維他命B和C。

即使已經罹患癌症的患者，也要藉由均衡的飲食來改善全身的營養狀況。

癌症患者的營養治療原則如下。

①多吃富含維他命的新鮮蔬果，例如，油菜、綠花椰菜、萵苣、蘿蔔、香

菇、菠菜、番茄、莧菜、白菜、橘子、檸檬、棗子、甘藍菜芽、甘藍等。這些蔬果中含有豐富的維他命C，有助於防癌與抗癌。

②攝取富含維他命A的食物，例如，胡蘿蔔、油菜、番茄、黃瓜、杏、扁豆莢、紅豆、動物的肝臟以及魚類和海產。

③多吃具有抗癌作用及提升免疫功能的食物，例如，各種菇類、木耳類、薏米、綠花椰菜、洋蔥、大蒜、蘆筍、茄子、南瓜、絲瓜、草莓、蓮子、杏仁果、大棗、無花果、海帶等。

④攝取充分的熱量及蛋白質，尤其要攝取優質的蛋白質，例如，雞蛋、牛奶、魚類和豆類製品等。熱量的主要來源，則是五穀雜糧和一些甜食。

⑤避免攝取刺激性太強的香辛料，例如，芥末、胡椒、烈酒等，同時少吃鹽漬、醃燻及反覆油炸的食物。

此外，值得注意的是納豆的功效。最近發現納豆菌中所含的吡啶二羧酸能夠殺死癌細胞。同時，SOD（超氧化歧化酶）能夠去除引發癌症的活性氧，預防癌症等各種疾病和老化。

有效的抗癌食品

種　類	建議食物	功　用
十字花科	綠花椰菜、高麗菜、芥藍菜、甘藍菜	可抑制活性氧傷害細胞，減少乳癌、卵巢癌的罹患率
種子、堅果或五穀類	芝麻、杏仁、核桃、小麥、及深綠色或黃色水果	富含維他命 E，能有效抗氧化
柑橘類	深綠色或黃色水果	含維他命 C、纖維質，讓致癌物質易溶於水中，並可結合硝酸鹽，減少致癌物質亞硝胺的形成
豆類	黃豆製品、豌豆、紅豆	能抑制癌細胞生長，預防乳癌、前列腺癌的發生與擴散，也能抑制雌激素的活性。預防乳癌、卵巢癌
真菌類	香菇、木耳、靈芝	含三萜類、多醣類、鳥糞嘌呤，能提高免疫力
多酚類	綠茶	含兒茶素，能抑制癌細胞轉移
繖狀花科	胡蘿蔔、西洋芹、芹菜	能抑制亞硝胺的形成
洋蔥類	大蒜、蔥、洋蔥	可穩定活性氧，減少癌細胞增生
茄科	番茄、馬鈴薯、茄子	茄紅素和松烯能抗癌

提高警覺，注意任何可疑的癌症徵狀，早期發現，立刻就醫，可以及時挽回生命。

骨質疏鬆症不是女性的專利品

雌激素的分泌會影響骨的生成，雌激素減少時，造成骨量急速減少。女性停經期時這些激素的分泌減少，骨量也急速減少。

隨著年齡增加而發生骨頭大量耗損的情形，稱為骨質疏鬆症。在醫界營養專家頻頻的呼籲下，骨質疏鬆症的問題深受女性朋友的關注。

但事實上，骨質疏鬆症並非女性的專利。男性們較不喜歡喝牛奶，也很少吃小魚乾，再加上有抽菸、喝酒、缺少運動等不利骨質的習慣，同時，男性的骨質疏鬆症無法藉由雌激素得到舒緩，所以更難治療。

男性骨質疏鬆的原因和女性不同，是由於骨質的形成條件不良所致。而女性們則多半是因為骨質快速流失而造成骨質疏鬆症。

綜合來說，引起骨質疏鬆症的原因如下：

①飲食中缺乏鈣。

②運動不足。

③攝取過多的高蛋白，造成骨骼中的鈣流失。

④攝取過多的磷，降低鈣的吸收。

⑤缺乏維他命D，降低鈣的利用率。

⑥停經後的婦女，鈣的流失較快。

⑦隨著年齡增加，骨的耗損提高。

⑧父母或兄弟罹患骨質疏鬆症的人。

想要預防骨質疏鬆症，就要攝取牛奶、蛋黃和豆類製品。同時，要攝取富含鈣的食物，例如苜蓿、莧菜、絲瓜、菠菜、榛果、海帶、無花果等。

另外，也要攝取可以連骨整體食用的小魚、小蝦等。經常吃貽貝或蛤蚌，也有助於補充體內的鈣質。

納豆中含有豐富的鈣質，能夠預防骨質疏鬆症。同時也含有維他命K，具有接著劑的性質，能將鈣質與蛋白質結合，建立堅實的骨骼組織。

一旦罹患骨質疏鬆症，會引起腰痛、脊椎痛、腰部彎曲等症狀，一不小心就會發生骨折，不得不慎。

常吃納豆能預防貧血

貧血是指紅血球的數目減少或血紅素的量降低。紅血球或血紅素流失或遭到破壞，抑或是製造錯誤時，都可能引起貧血。

鐵是貧血的重要因子，因為鐵是血紅蛋白的組成，血紅蛋白則是在血液中負責攜帶氧氣。缺乏足量鐵質的人，他的紅血球的形成會受損。

紅血球的生成不足，可能是骨髓受傷，或所需物質鐵、葉酸與維他命B12不足所致。

慢慢形成的貧血症，最初的徵狀包括缺乏食慾、頭痛、便秘、煩躁及注意力不集中。這是一種潛藏的疾病，它的症狀不易被辨認。

貧血分為缺鐵性貧血、惡性貧血與再生障礙性貧血。不論原因為何，症狀大同小異，包括疲勞、食慾不振、頭暈、臉色蒼白等。嚴重的貧血，會引起運動性呼吸迫促。

以下針對三種貧血逐一說明。

①缺鐵性貧血

鐵質是製造血紅素不可或缺的物質，在急速成長期、生理期與懷孕時，對於鐵質的需求量增加，一旦鐵質補充不足，容易罹患缺鐵性貧血。

治療法是要補充鐵質，服用鐵劑。鐵劑會刺激腸胃，最好於飯後服用，或以注射方式投與。

②惡性貧血

維他命B_{12}是紅血球成熟必要的物質。肉類、牛奶、蛋與乳酪中含有維他命B_{12}，但是，光靠飲食補充維他命B_{12}還不夠，必須定期注射維他命B_{12}。

③再生障礙性貧血

紅血球、白血球和血小板由骨髓製造，當骨髓的造血活動受到抑制時，紅

鐵質的含量與腸的吸收比例

食品名	鐵質含量 (mg/100g)	腸管吸收比例 (%)
植物性食品		
大米	0.5～0.3	0.9
菠菜	3～5	1.3
萵苣	0.3～1.0	4.0
大豆	8～13	6.9
動物性食品		
肝臟	8～20	14.5
魚肉	0.4～1.0	8
獸肉	1.5～3.8	22.8
雞蛋	2.5～2.8	3
蛋黃	7	3
牛奶	0.1～0.3	2.8

血球、白血球、血小板生成不足，就會引起再生障礙性貧血。

提到貧血的食物療法，大家首先想到的就是菠菜和肝臟。美國營養學家菲普納指出，動物肝臟中含有豐富的鐵質，例如一百克豬肝中含鐵質二五毫克，且多半為血色素鐵，利用率相當高。其次是瘦肉、雞、魚、大豆及蔬菜。

雖說肝臟中富含鐵質，但是，很多人無法接受其味道，而菠菜、小油菜等蔬菜的鐵質都不如大豆來得多，而且吸收率也較差。

鐵質和優質蛋白質一併攝取，

能提高鐵質的吸收率。大豆中的蛋白質為優質蛋白質，有助於鐵質的吸收。

大豆的發酵食品納豆，充分保留大豆的營養成分，也含有豐富的鐵質和優質蛋白質，能預防及改善貧血。

令人在意的美容剋星

永遠青春美麗，是每位女性共同的願望。女性的皮膚能顯示年齡，擁有健康細嫩的肌膚，就等於擁有青春。

很多女性對於以下的症狀都十分在意，例如：

①臉色暗沉

臉色晦暗，沒有光澤，多見於消瘦型體質的人。

②臉色蒼白

多見於有慢性病、發育不良、病後、產後、失血病人的身上。

③臉部充滿皺紋

額頭、眼角、頸部充滿皺紋，皮膚鬆弛。

④肌膚粗糙

臉部及全身皮膚粗糙。

⑤臉部虛胖

臉部虛胖浮腫，下肢腫脹，臉色蒼白，畏寒。經常出現腰酸腿軟的症狀。

⑥雙下巴

伴隨產生全身肥胖，頸部肌膚鬆弛，容易積存脂肪。

這些令人在意的問題，可以藉由攝取納豆得到改善。納豆菌具有抗氧化作用，能將體內的活性氧還原為無害的氧，防止對肌膚造成不良影響。

經常吃納豆，能夠促進血液循環，使身材變得苗條緊實，讓自己看起來更年輕、更有活力。

納豆的美肌效果

隨著社會不斷的進步，人們對於美的要求也越來越高。但是隨著年齡的增加，新陳代謝變慢，皮膚活力下降，容易失去水分變得鬆弛，產生皺紋。尤其進入中老年，皮膚漸漸失去光澤，出現皺紋，產生老人斑。因此，中老年人的皮膚保養，重點在於提高皮膚的水分，供給皮膚營養。蔬菜、水果中含有大量的礦物質和維他命，能夠調整血液與汗液的代謝功能，使肌膚煥然一新。中老年人經常攝取維他命E、C、B_2等，有助於淡化老人斑。

最近，發現血管舒緩素具有神奇的作用，這是一種蛋白質分解酶，原本是因為能夠降血壓而被發現，現在已經證實其具有各種藥效。

血管舒緩素能夠對死去的蛋白發揮好的作用，達到去除污垢使肌膚美麗的效果。納豆中含有與血管舒緩素作用相同的酵素，可以從體內創造美麗的肌膚。

納豆中含有豐富的維他命B_2，能夠保護肌膚和黏膜。維他命B_2又稱為核黃素，對紅血球的形成、抗體的製造、細胞呼吸作用及生長是必要的。它輔助醣類、脂肪、蛋白質的代謝，是負責人體新陳代謝的各種重要酵素的成分之一。

一旦體內的維他命B_2不足，會影響皮膚細胞的生長分裂和正常更新，容易引起口腔炎、口角炎等。每一百克大豆中含有〇・三毫克的維他命B_2，但是，製成納豆後，含量增加為二倍，相當的豐富。

此外，納豆中含有能夠恢復青春的維他命E，能促進末梢血液循環順暢，提高女性激素的分泌，創造美肌。而納豆中的膳食纖維，能夠使排便順暢，改善肌膚問題，幫助你擁有美好的膚質。

吃納豆能抗衰老

人體的老化，始於血管的老化，而血管的老化，主要原因為血管壁的脂肪氧化。

需要補充氧化劑的人

1. 熬夜
2. 經常曝曬在陽光下
3. 失眠
4. 酗酒
5. 工作壓力大
6. 抽菸或常身處二手菸環境中
7. 重勞力工作者
8. 罹患心血管疾病、糖尿病
9. 醣類或脂質攝取過量
10. 40 歲以上的人
11. 肉食主義者
12. 想要抗老、防癌
13. 免疫力差、容易感冒
14. 運動員
15. 三餐不定時定量

根據日本弘前大學內科的金澤武道助理教授的研究報告，證實大豆中含有能夠抑制脂肪氧化的成分，尤其能夠抑制壞膽固醇（LDL）的氧化。

事實上，納豆的抗氧化力優於大豆。日本岐阜大學農學部的渡邊乾二教授的研究小組，證實納豆菌發酵物能分離出抗氧化物質，抑制壓力性的胃痛。

一旦體內承受壓力，微細血管會產生大量的活性氧。活性氧會造成胃部氧化，引起胃痛。攝取納豆，能夠抑制氧化，舒緩壓力引起的胃部不適。

吃納豆能夠降血壓，這是很多人都有的經驗。血壓升高的原因之一，即血管老化。納豆菌能夠防止血管老化，提高免疫力，具有抗衰老的作用。

對人體而言，氧氣過多會成為一種毒素，即活性氧。活性氧不但是癌症的原因，也是造成動脈硬化、心臟病、斑點等皮膚老化的元兇。八成的疾病都與活性氧有關。

納豆菌能夠誘導干擾素的生成，干擾素是抑制病毒增殖的物質，藉此能夠提高身體的抵抗力，抑制活性氧的發生，防止老化，預防疾病。

納豆中的納豆激酶、卵磷脂、亞油酸等物質，能夠淨化血液，而優質蛋白質能夠強化血管，有效的預防高血壓、腦中風、動脈硬化及心臟病等。

另外，所含的膳食纖維，能夠在大腸內形成好的細菌叢，促進排便順暢，維持身體健康。而維他命E也具有抗老化作用。

大豆發酵成為納豆後，各種營養素增加，使得細胞功能提升，促進成長，防止老化，增強精力，創造美肌。

納豆對於不孕症的效果

在古老的觀念裡，向來認為不孕症是女方的責任，但是隨著醫學的進步，已經證實男方也有責任，造成不孕的原因男女各半。

造成不孕的原因很多，而且不只一種，可能男女雙方的原因重疊出現，或是只有女性方面出現一些問題，複雜的問題重疊成複合因子症候群，所以想要找出原因非常辛苦。

反過來說，擁有清楚不孕原因的人，就可以節省找出不孕原因的時間，儘早開始正確的治療。

懷孕要成立，必須存在以下幾個條件。

①男方要擁有足夠的精蟲，而且精蟲必須要能從睪丸通道尿道口。因為精蟲是用游的，所以，前列腺貯精管必須要有適當的游泳池。射出來的精蟲必須要能夠到達女性的子宮頸口。

對男性生殖系統造成影響的環境中化學合成物

苯二甲酸乙酯	精蟲製造力下降、精蟲形態及活動力下降、睪丸變小
甲苯酮	精蟲濃度降低、不孕
人造雌激素	精液量及精蟲濃度下降
多氯聯苯	精蟲濃度下降、睪丸異常
甲基酚	睪丸變小、副睪變小、精蟲濃度下降
二溴氯丙烷	精蟲濃度降低、陽痿、不孕
重金屬	精蟲製造力下降

②子宮頸口也要有適合的分泌物，從子宮頸、輸卵管到子宮的開口必須要通暢無阻。

③卵巢有排卵功能，而且卵巢周邊組織能讓卵子順利通達輸卵管口。

④子宮內膜能讓受精卵著床。

這些條件齊備，才能夠懷孕。男性不孕的原因為造精機能障礙、輸精管通過障礙、無法性交。多半是精蟲不足。

女性不孕的原因比男性還複雜，例如，子宮頸口的黏液不適合精蟲穿入、子宮腔阻塞、輸卵管阻塞、卵巢和輸卵管之間阻塞、沒有排卵、骨盆內的病變、陰道或外陰道疾病等。

不孕症的檢查，應該男女雙方都要接受檢查。檢查項目包括精蟲的檢查、排卵的檢查、子宮頸黏液的檢查、輸卵管是否暢通、子宮內膜的變化及內分泌的檢查等。

納豆中所含的血管舒緩素，能夠提高精蟲的活力。美國的斯吉爾博士，針對二十名不孕症男性長期投與由豬胰臟取得的血管舒緩素，結果治癒不少患者。

沒有子女的人，不妨藉由吃納豆期待血管舒緩素的效果。

孕婦要積極攝取納豆

在日本，自古以來就流傳孕婦於產前二週吃納豆的習俗。最近，醫學上也證明，納豆中所含的維他命K和一般蔬菜的維他命K不同，容易通過胎盤讓胎兒吸收。

維他命K是一種脂溶性維他命，具有凝血功能。由於腸內細菌會不斷的製造，所以一般人不會缺乏。

但是，剛出生的嬰兒，在三天內缺乏使血液凝固的能力，處於危險期，所以，醫師會在嬰兒出生前讓產婦服用維他命K，使其進入嬰兒體內，防止在這段時間內發生出血不止的危險。

新生兒缺乏維他命K，會導致新生兒黑糞症。另外，出生一、二個月後餵食母乳的嬰兒，容易因為缺乏維他命K而引起顱內出血。

日本秋田大學婦產科的真木正博教授等人，發表研究報告指出，納豆與新生兒黑糞症的發病有密切關係。

以日本為例，調查東部與西部地區新生兒黑糞症的發病率，結果顯示，東部較低，西部較高。真木教授認為原因之一是，日本東部居民的納豆攝取量多於西部居民，因此建議孕婦、尤其在產前要多吃納豆。

長期吃納豆能改善視網膜中央靜脈閉鎖症

所謂的視網膜中央靜脈閉鎖症，是指視網膜靜脈匯集而成的中央靜脈，由於血管阻塞而發病。視網膜中央靜脈閉鎖症是會造成眼底出血的主要疾病。

因為血栓而造成中央靜脈阻塞時，視網膜的靜脈會變粗、扭曲，引起出血和浮腫的現象。

許多罹患視網膜中央靜脈閉鎖症的中老年人，長期攝取納豆後，治癒疾病。日本倉敷藝術科學大學的須見洋行教授，發現納豆中含有能夠溶解血栓的酵素納豆激酶。後來，很多眼科醫師會建議病人攝取納豆以提高治療效果。

要治癒視網膜中央閉鎖症並不容易，在服藥的同時，最好積極攝取納豆。很多病例顯示，配合藥物經常攝取納豆，能夠去除眼底出血的症狀，改善眼底靜脈阻塞，甚至恢復視力。

納豆能夠有效的治療眼睛疾病，為了維護眼睛的健康，中老年人要經常攝取納豆。根據須見洋行教授的研究，大顆納豆的納豆激酶活性最高，因此，最好選擇大顆納豆食用。

納豆激酶的溶解血栓作用，一旦加熱到七十℃以上，其作用會遭到破壞，所以要避免過度加熱。

納豆是減肥聖品

國人和歐美人比起來，體型較瘦小，因此，對肥胖常採取寬容的態度。尤其是男性，認為「胖是福祿的象徵」、「心寬體胖」等，對肥胖有正面看法。

國內的飲食型態，日趨歐美化，以肉食較多，經常不吃早餐，而晚餐吃得多而豐富。這種夜食症候群再加上運動不足，導致肥胖者逐漸增加。

肥胖是因為多餘的熱量變成脂肪，皮下等的脂肪組織蓄積必要以上的脂肪所致。這是一般的動物對抗饑餓的自衛本能。對於人而言，當然要儲備某種程度的自衛本能，但是，如果過多就會導致肥胖。

脂肪是影響身材的關鍵，有些人雖然體重超過標準體重，但是，體脂率卻很低，即所謂肌肉型的「阿諾族」。另外也有所謂的「泡芙族」，即體重雖然正常，但體脂率過高。缺乏運動、常坐辦公桌的女性較多泡芙族。

脂肪大致分為皮下脂肪與內臟脂肪（腹腔內脂肪）。脂肪組織中絕大部分為三酸甘油酯。

並非只攝取脂肪類食物才會轉換為脂肪組織儲藏。無論是醣類、蛋白質或脂肪，只要攝取的熱量超過身體消耗的熱量，這些營養素都會轉換為脂肪的形態儲藏於體內。

人體的脂肪細胞，多半在青春期即已決定好了。因此，所謂的減肥，就是要讓脂肪細胞的體積縮小，而所謂的預防肥胖，就是要避免脂肪細胞變大。

女性進入更年期後，由於身體基礎代謝率下降（維持一天生活所需要消耗的能量，例如呼吸、心跳、頭髮的生長等），脂肪容易堆積，成為小腹婆，出現蘋果型身材。若再加上肥胖，就會引發各種慢性病。

胖的人和瘦的人相比，罹患成人病的機率確實較高，發病率也很高。尤其容易引發糖尿病、高血壓、動脈硬化、心臟病、肝病、膽結石、不孕症、關節炎、痛風等。最近，根據統計發現，癌症的罹患率也和肥胖有關。

想要預防肥胖，最好的方法就是運動。當然，飲食也很重要。攝取超出必要量的飲食，導致熱量攝取過剩，是中年發胖的原因。

最好的減肥方式，就是不要減少肌肉，而要減少體脂肪，亦即是要好好的代謝脂肪。納豆菌能夠沖洗掉附著於血管的膽固醇，促進血液循環，提高脂肪代謝，減少體脂肪。

納豆是低脂肪、低熱量食品，富含膳食纖維，能夠吸附膽固醇和脂肪，達到減肥效果。

何謂體脂率？

1. 體脂肪對人體有提供熱量、保暖、防撞擊、固定內臟、孕育新生命及塑身等功能
2. 過多體脂肪易引發各種慢性病，非常危險
3. 體脂率是指身體重量中有多少百分比是由體脂肪組成

另外，納豆中含有異黃酮，具有類似女性激素的作用，可以調節激素的平衡，防止肥胖。同時，成分之一的吡啶二羧酸，具有抗菌與整腸作用，能夠提高脂肪的分解力，幫助減肥。

隨著體重的增加，會對膝關節造成負擔，引起膝痛。一旦肥胖，多餘的脂肪會造成脂肪肝，引起肝功能不良，胰臟無法順暢發揮作用，容易罹患糖尿病。

肥胖的人一旦瘦下來，就能減輕膝痛，使較高

的血壓下降，改善各種慢性病。

納豆中所含的納豆菌，會作用於腦的食慾中樞，抑制食慾過剩，就算不必勉強的控制食慾，也能自然減重。

納豆能夠促進全身健康狀態良好，即使大幅減重，也不必擔心體力衰退或皮膚鬆弛的問題。

納豆是消除便秘的良藥

便秘是由於體內廢物通過大腸的速率太慢，使大腸不通暢所造成的。便秘是美容的大敵，原因有很多，與個人的生活習慣、體質、飲食習慣及每天的活動量有密切關係。

一般的便秘是由於飲食缺乏膳食纖維及液體所引起的。嚴重的便秘，除了利用藥物治療外，也要注意日常的飲食內容。而大家都知道，膳食纖維能夠改善便秘。

保持每天腸內通暢是很重要的。正常情況下，體內在十八至二十四小時後會排泄廢物，超過此期間，有害的毒素便開始產生。

多作運動可以加速廢物通過小腸，縮短這些可能引起癌症的廢物與組織接觸的時間。同時，避免會刺激黏膜分泌的食物，每天多喝水，吃新鮮水果、生的綠葉蔬菜、糙米。

納豆中含有豐富的膳食纖維。同時，一克的納豆中含有十億個納豆菌，會作用於腸內細菌，增加益菌，舒緩便秘。

納豆菌具有優良的整腸作用，實驗證明，能夠抑制O一五七（病原性大腸菌）、傷寒菌、霍亂弧菌，以及會引發胃潰瘍與胃癌的幽門螺旋桿菌，發揮抗菌與制癌效果。

納豆博士須見洋行教授說道：

「納豆菌具有整腸與抗菌作用，可以提高身體的抵抗力，抑制活性氧的產生，有效的預防疾病和老化。同時，也能降血壓，分解體內的脂肪。而納豆菌中所含的吡啶二羧酸具有制癌作用，受人注目。」

最近研究發現，富含納豆激酶的納豆菌進入腸內後，能夠增加腸內益菌乳酸菌，減少腸內壞菌，調整腸內細菌叢維持良好的平衡，對於食物中毒、便秘有效。

納豆能舒緩更年期障礙

所謂更年期，是指女性人生週期的一個時期，是女性的性機能從成熟過渡到老年期之間的過渡期，同時，更年期也是生殖期到非生殖期之間的過渡時期。

女性過了四十歲後，卵巢功能便逐漸減退，最後終於停止排卵，不再來月經。從有月經到無月經的這段期間就稱為更年期。

更年期多半發生在四十～五五歲之間。很多女性都很害怕迎接更年期，認為這是邁入中老年的第一步。但是，相反的，也有不少女性能夠樂觀面對，認為從此以後就不必再為每個月的生理期所苦。

更年期的女性，在精神與肉體上都會出現一些症狀，例如，生理不順、便秘、頭痛、肩膀酸痛、頭暈、頭重、耳鳴、心悸、四肢麻痺、畏寒、關節痛、經痛、血壓上升、視力惡化等，也容易焦躁不安。

進入更年期後，女性激素銳減，身體會出現各種失調現象，骨骼也會變得脆弱。更年期的初期，即使子宮產生變化，也是小量的變化，除非出現子宮肌瘤，子宮才會出現急遽膨脹的現象。

更年期裡皮膚也會產生變化，和嬰兒時期捏得出水來的柔嫩肌膚、滿面青春痘的少女健康肌膚、年輕女性的美麗肌膚相較，增齡的變化在更年期的肌膚上表露無遺，皮膚的乾燥感、搔癢感、緊繃與鬆弛、皺紋增加、濕疹、容易流汗等。

有些醫師認為，更年期是一種自然的生理變化，不必治療，假以時日就會自然康復。

但是，也有醫師主張，既然更年期的症狀是因為缺少女性激素而引起，那麼，就要適當的投與女性激素。藉此能舒緩各種更年期症狀，防止身體老化，預防動脈硬化及骨質疏鬆症。

事實上，也可以藉由飲食來緩和症狀。納豆中含有異黃酮，能夠發揮類似女性激素的作用，改善各種更年期症狀。同時，也富含維他命K，能夠強健骨骼，更年期的女性最好積極攝取納豆。

第三章　納豆的生活習慣病體驗談

遠離生活習慣病

生活習慣病昔日稱為成人病，是隨著增齡而罹患的疾病，包括癌症、心臟病、腦中風、糖尿病、高血壓、動脈硬化、肝病、肥胖、牙周病、骨質疏鬆症等，不勝枚舉。

這些疾病多半是因為長期不良的飲食習慣、生活習慣、運動習慣、喝酒、抽菸及睡眠習慣等而造成，又稱為「文明病」。

國人十大死因中，與生活習慣有關的慢性病約佔八成，是現代人的健康殺手。平常沒什麼特別症狀，等到察覺時，往往病情已經相當惡化了。

很多人都知道自己過著不當的飲食生活或生活作息不正常，但是，長年養成的習慣不易改變，最後造成疾病纏身，甚至臥病在床的狀態。

我們的健康決定於食物和生活習慣。想要維持健康、遠離疾病，就要改變不當的生活方式。當然，也要定期接受健康檢查，預防勝於治療，早期發現疾病早期治療最重要。

有助於遠離生活習慣病的方法，簡單介紹如下。

一、戒除菸酒

盡量避開要抽菸、喝酒的聚會。在工作場所中，可以表明自己戒除菸酒的決心，請求同事協助。

二、改變運動習慣

可以邊看電視邊做運動，或以步代車，經常走路，每天運動半小時。平常不妨以爬樓梯的方式取代坐電梯上下樓。

1.去除腰部疲勞的「保腎體操」

腰柔軟是不老強精的基本，腰關節柔軟，使腎上腺荷爾蒙分泌機能、生殖系統、泌尿系統等綜合的生命能源恢復年輕。此項運動在泡澡時就可以輕易進行。

①盤腿坐，使右腰往前推出似的慢慢旋轉。頸部以同樣的慢步調朝反方向轉，亦即是朝向右後方逆旋轉。

②再改朝左轉。在一般的動作中，頭部會跟著腰的方向轉，重點在於反方向進行。

尚未習慣之前，可以雙手叉腰，用拇指推腰，較容易旋轉。腰椎、胸椎、頸椎筆直挺立，其條件就是要先溫熱腰部。因此，最好是泡澡時較適合。

利用這個體操就可以放鬆腰肌肉的緊張。只要一天施行幾次，立刻就有恢復年輕的實際感覺，能去除腰的疲勞，比藥劑更能迅速奏效，而且不會使胃、肝、血壓出現問題。

2.治療便治的「清腸體操」

①在房間裡或是散步時，左腳往前踏出，但在踏出右腳時卻要有些變化。也就是說，不要像平常一樣踏出右腳，而是讓右腳在左腳的腳脖子前與左腳交叉，然後用兩膝深彎曲落腰蹲下，左腳跟抬起踮腳尖。

這時左大腿根部的腹股溝部會產生強烈的負擔。右腳腳底雖然著地，但卻感覺好像浮起來一般。

②請做以下的想像。雙方右拳在前方交叉，朝下方伸出。蹲下時，小心不要撞到對方的臉，而且暫時不要伸出另一隻腳，用右拳敲打足脛。接著回頭，左腳朝反方向踏出，膝彎曲著地，右腳伸直，給予左邊腹股溝強大刺激。

③左拳擺在左腰，右拳通過臉的前方，與右腿平行。全身朝斜後方深倒，閃躲敵人的攻擊，用右拳拂開對方踢過來的腳。

習慣以上的動作之後，要一舉完成，持續三次。每日進行就能夠消除便秘。

3.使腹部纖細的「上腹部體操」

兩人腳伸直，面對面坐著。踢對方膨脹的部分，輪流進行前踢動作。

被踢的人會覺得很不舒服，但卻能緊縮胃部。踢的運動則是對於足↓腰↓腹部用力，能增大緊縮效果。外行人來踢也不會有危險性，不會造成深部損害。

被踢的人的秘訣是腰絕對不要往後縮，即不可彎腰駝背。

在踢人與被踢的時候，能逐漸增加攻防力。腸胃部的腳要好像刺入的方式來踢，而被踢的人則用力收縮胃部，使身體緊縮。這樣就能改善胃弱的現象，吃再多也不會發胖。

以上體操適合夫妻一起做，只要不在餐後做，其他時間皆可。藉著雙方鍛鍊腹肌的運動，來加深彼此的親密度。不但能改善胃弱，同時具有強精及提升女性性功能的效果。

4.使頭腦清晰的「空中盤腿跳」

放鬆肩膀的力量，以自然的方式好像在空中盤腿似地往上跳，著地時則採用盤腿立的方式。用腳脖力與膝的彈力往上跳，然後藉著相同部位的緩衝力著地。只要跳一次即可。

在著地時，雙腳的腳脖子交叉，深屈膝，就能夠吸收撞擊力，輕鬆落下。如果發出噗通的聲音，就表示盤腿的工夫不夠。

想睡的時候就去睡，當然是最好的，但現代人有時辦不到這一點，此時不妨藉以上方法趕走睡意。

這個動作能使睡意與壓力全消。房事後想去洗澡，從床上跳下來時，用這個方式來跳，能使放鬆的性感迴路反射機能重新恢復。

想要清醒時或開車休息時可以應用，效果顯著，使頭腦清晰。如果著地時脊背肌能夠挺直，就算成功了。

最初可能會身體前傾，不過，站在鏡子前面練習就能立刻矯正。是防止老化的健康法。

5.解除壓力的「蝙蝠體操」

利用公園的單槓，選擇兒童用較低的，身體倒掛下來，危險性較少。

最初單腳掛在單槓上，頭部朝下，雙腳輪流。習慣之後，以雙腳的膝內側為支點來進行，手不可碰到地面，在胸前交疊才是真正的做法。不過要小心，以免頸部骨折。

輕輕張開眼睛，搖晃一下。以倒立的角度來看周邊景色，所有的煩惱都能解消。與腦門固定在地上的倒立相比，感覺更自由，更快樂。秘訣就是把自己想像成蝙蝠一般，頭朝下，用腳倒掛著。

比倒立更簡單，效果大於游泳。只要五秒鐘的特殊體驗，就能使壓力煙消雲散。藉出腦的血流增大，能夠去除身心疲勞，使頭腦清晰，治療神經衰弱。

同時刺激腦下垂體，引出房事的慾望。更能藉著鎮定精神的效用，防止早洩，全面的提升性能力。

避免在飯後立刻進行，高血壓患者也要避免做這種體操。

6.抑制氣喘、預防不安神經症的「愛犬體操」

雖然在採取犬坐的姿勢，但因為與犬的骨骼不同，所以人可以盤腿坐。保持前傾姿勢，雙手著地，脊背後仰，抬頭望天，下顎用力上抬。

給予後脖頸的肌肉與胸肌、脊背強大的力量，自然後仰。和想睡覺時閉上眼睛的動作相反，瞪大眼睛看著天花板。把燈關掉，在黑暗中進行更有效。

採用腹式呼吸，想像黑暗的天花板中出現裸體美女，或是利用念力看到自己喜愛的食物。

不要一直去想快點睡著或是讓精神安定等。以後脖頸為主，將愉快的緊張感傳到腦，腦可能會出現輕微貧血的現象，大約十秒鐘左右，再翻過身來躺在床上，進入夢的世界。

當然也可以想像其他自己最感興趣的東西，這即是此體操的重點，光是模仿動作是沒有用的，因為人類的精神領域非常複雜，如果不描繪一些情景，恐怕就意味著情緒低落，很難治好疾病了。

擺在前方的手，距離身體太遠時，脊背無法後仰。但是擺得太近，效果較弱。太約四個拳頭的距離就夠了，在兩手之間有兩個拳頭的距離。

盤腿坐的兩膝與床緊密貼合，稍微抬起是不得已的，但是，絕對不能將膝直立。盤腿坐的姿勢稍微有一些變化，能使效用更多。腳會有一種好像散步後的疲勞舒適感。

三、改變飲食習慣

1.營養失調的原因

①餐餐在外的外食族，容易攝取過多的蛋白質、油脂，而維他命和膳食纖維的攝取量卻不足。

②工作緊張忙碌，長期承受壓力的上班族。

③家庭主婦菜籃族，白天單獨在家，午餐草草了事，造成營養失衡。

④不吃早餐或草率解決的上班族。

⑤上了年紀的銀髮族，消化系統退化，導致食慾不振，營養失調。

2.每天必吃菜單

①攝取五穀根莖類，每天約三～六碗（依活動量而定）。

②每天攝取蔬菜約三百克（約三碟的量，重量大約半公斤）。

③無論是脫脂或低脂，每天要喝一～二杯牛奶（每天二四〇ｃｃ）。

④每天攝取蛋、豆、魚、肉類四兩左右。

⑤每天吃水果二個（每個約一拳頭大，如一個橘子、一個柳丁）。

⑥油脂類盡量使用植物性油脂。

盡量少吃甜食和油膩的食物，多吃蔬果，避免攝取高熱量、高脂肪食。口味宜求清淡，攝取營養均衡的飲食。

將近九成的人，每天吃不到兩份水果，然而油脂的攝取竟然佔總熱量的三四％。飲食形態的偏差，加上作息不正常，都是癌症居高不下的主因。

納豆中含有豐富的抗氧化物質、納豆激酶等許多有效成分，能夠預防各種生活習慣病，增進健康，防止老化。

後面將為各位介紹納豆的生活習慣病體驗談，即使是無病的你，也可以利用納豆維持健康，創造百病不侵的體質。

〔糖尿病〕

納豆助我逃過截肢的厄運

A先生（五十歲）

某日在河堤散步，不小心跌了一跤，腳踝受傷，流血不止。到附近的醫院縫合傷口，但是久久不癒。

傷口經常滲血、出膿，搞得我心神不寧，於是決定到大醫院接受診治。醫師說，這是因為糖尿病而併發足部病變。

傷口遲遲不癒，一旦感染部位擴大到肌腱或骨骼，恐怕得面臨截肢的命運。

我立刻住院接受治療，使用降血糖劑，同時實行食物療法。三週後，血糖值略降，但是，之後毫無進展。

後來，接受朋友的建議攝取納豆。連續吃了二個月後，血糖值恢復為正常值，暫時擺脫截肢的危機。

此外，血壓也下降，各種不良症狀逐一消失。相信持續攝取納豆，一定能大幅改善糖尿病。

利用納豆克服糖尿病

K女士（六三歲）

經常感覺四肢麻痺、疼痛，尤其晚上疼痛加劇，甚至要服用止痛劑才能夠入眠。

症狀日益嚴重，擔心自己可能罹患風濕病或關節疾病。最後，決定到醫院做檢查，診斷結果是糖尿病併發感覺神經病變，血糖值比正常值高出許多。

我向來很少吃正餐，經常吃麵包打發一餐，這樣當然會造成營養失調。我遵照醫師的指示，減少鹽分和糖分的攝取量，口味盡量清淡，並且多吃蔬菜。

半年後做檢查，發現血糖值並沒有明顯的下降，手腳疼痛並未改善。除了止痛劑外，偶爾還要服用抗憂鬱劑，每天生活在疾病的恐懼中。

有一天，朋友建議我吃納豆，據說納豆對糖尿病有效。我決定一試，每天吃納豆。

一個月之後，血糖值下降，三個月後，恢復為正常值。手腳的疼痛大幅減輕了，身體恢復健康。

拜納豆之賜免於承受洗腎的痛苦

S女士（四八歲）

婚後生下兩個孩子，為了專心照顧孩子，決定辭去工作。我經常慢跑，擁有不易發胖的體質。

飲食方面，特別愛吃甜食。有一陣子，經常口渴，沒做什麼家事卻疲累不堪，整天都處於嗜睡狀態中，怎麼睡也睡不飽。

到醫院做檢查，醫師診斷為糖尿病，血糖值高達二四〇，同時有腎臟方面的毛病。

我的父親也是糖尿病患者，或許我的糖尿病是來自遺傳。糖尿病所引起的腎臟病，多半是屬於較後期的腎臟病變，必須馬上抑制病情，否則就得洗腎。

我開始住院接受治療，也控制鹽分和熱量的攝取，但是，血糖值始終降不下來，令我憂心忡忡。

丈夫看到雜誌上介紹納豆的效用，建議我不妨嘗試看看。雖然並未抱持太大的希望，但仍然耐心的每天攝取納豆。

一個半月後，血糖值明顯的下降，二個月後，恢復為正常值，不再出現尿蛋白。醫師說：「看來可以完全擺脫洗腎的命運了。」

擺脫難纏的糖尿病

C女士（四九歲）

平常生活穩定，雖然工作忙碌，卻也不會感覺十分勞累。

前些日子，開始感覺四肢無力，精神不振，體重驟減。內心感到不安而到醫院做檢查。

診斷結果是糖尿病，血糖值高達二〇〇，同時有高血壓的毛病，讓我深受打擊。

我告訴醫師，自己經常吃特定種類的水果，飲食習慣還算正常，不過，十年前因為懷孕而罹患妊娠糖尿病。

醫師認為，就算生完孩子後復原，但也算是好發高血壓的高危險群。根本方法還是要從飲食方面著手。要攝取多種類的蔬果，少喝加糖的果汁。

同事知道我有糖尿病的苦惱，立刻推薦我攝取納豆。聽說納豆富含各種營養素，不少糖尿病患者都利用納豆改善症狀。

連續攝取納豆三個月後，到醫院做檢查。醫師驚訝的說：「血糖值恢復到一二〇，幾近於正常值，恭喜妳。」

這樣的結果，令我開心不已，也建議為糖尿病、高血壓等慢性病所苦的人嘗試吃納豆。

納豆的效果太神奇了

K先生（五十歲）

我向來就很喜歡吃蔬菜水果，但是對於甜點更是來者不拒，經常吃餅乾、糕點、冰淇淋，一生中並沒有生過什麼大病。

去年的某一天，在整理東西準備下班時，突然一陣頭昏眼花，四肢無力，手上的文件散落一地。

到醫院做檢查，醫師診斷為重度糖尿病，血糖值高達三八〇左右。除了注射胰島素外也實行食物療法。

住院半年後，血糖值降到三〇〇以下，但是仍然沒有體力。

女兒聽同事說納豆是好東西，建議我食用。既然是容易買到的東西，就姑且一試。

一個月後，感覺體力復甦，血糖值降為二八〇以下。繼續攝取納豆，又經過了半年，血糖值始終不超過一八〇，令人欣慰。今後還要持續吃納豆。

B先生（五五歲）

納豆讓我免於失明的痛苦

我負責公司的業務工作，經常應酬，作息不正常，也很少運動，過著菸酒不離手的生活。

自己也發現血壓偏高。於去年的有一天，感覺眼前經常出現如小蟲般的飛影，但瞬間又消失。後來情況更加嚴重，到眼科接受檢查，醫師診斷為視網膜病變，可能是糖尿病所致。

我的身材肥胖，血壓較高，自己也很擔心身體問題，因此，決定徹底的接受健康檢查。

檢查結果出爐，果然是糖尿病。醫師表示，病情一旦繼續惡化，可能會導致失明，必須要根本解決糖尿病的問題。

在經過一番掙扎後，決定向公司請長假，好好的接受治療。不但在飲食上做了改變，積極的攝取蔬菜，生活作息也力求正常。

三個月後，血糖值仍然維持在二七〇左右，居高不下。這樣下去也不是辦法，所以決定另謀對策。

就在這時候，同事告訴我，他的父親就是利用納豆改善糖尿病，現在十分的健康。

我聽了很心動，雖然納豆不見得對每位患者都有效，但是仍然值得一試。

我透過那位同事幫我訂納豆營養食品，每天按時攝取。一個月後，接受定期檢查，結果血糖值下降到一七〇，令人振奮。三個月後，下降到正常值，血壓也下降，眼底不再出血，擺脫失明的危機。

二個月內擺脫糖尿病的症狀

H先生（四八歲）

我是個美食主義者，總認為吃美食是人生最大的享受，唯獨對蔬菜興趣缺缺。經常更換餐廳，追求飲食之樂。

一年三六五天，幾乎天天外食。有一天下班後，正打算和同事去新的一家餐廳吃飯，沒想到一踏出公司大門就突然昏倒在地。

同事們立刻送我到醫院，醫師診斷為糖尿病，要我實行食物療法並改變生活作息，同時讓我服用降血糖劑。

聽到我生病的消息，住在鄉下的母親趕緊前來看我，並且拿了好幾盒納豆營養食品叫我按時攝取。

真是感謝母親的關心，我每天吃納豆。一個月後，血糖值下降到一五〇，二個月後恢復為正常值。精神復甦，不再頭暈，糖尿病的症狀消失一空。

〔肝炎〕

舒緩C肝藥物強烈的副作用

O先生（六五歲）

我是一名C肝患者，三十年前因為車禍而接受輸血，結果感染了C型肝炎。多年來，C型肝炎不曾發作，直到前年的某一天，感覺食慾不振，出現噁心、嘔吐的現象。

到醫院做檢查，醫師說我的肝功能指數異常的高，再這樣下去，恐怕會演變成肝硬化或肝癌。

原來我已經罹患嚴重的肝炎了。為了避免症狀惡化，接受注射干擾素的治療。然而，似乎出現了副作用，全身無力、掉髮、沒有食慾，整個人瘦了一大圈。

到底該不該繼續接受治療呢？我開始認真的思考這個問題。不治療的話，可能會引發癌症，但是要治療，又得繼續飽受後遺症的折磨。

正在無計可施之際，昔日好友送我納豆營養食品。據說他的親戚就是拜納豆之賜治好了肝炎。

事到如今，也只能聽天由命了。我耐心的吃納豆二個月，有一天，妻子突然告訴我：「你好像不再掉髮了！」

事實上，早在幾天前，我也發現到這件事，而且感覺體力變好。為了加以確認，於是到醫院接受檢查。

檢查結果令醫師難以置信，因為肝炎病毒似乎已經停止活動了，血壓也恢復正常，能夠暫時擺脫肝癌的危機。

〔腎臟炎〕

血尿和蛋白尿消失了

丁先生（四五歲）

我服務於一家外商公司，經常交際應酬，幾乎每天都是帶著酒意回家。

前些日子，感覺全身無力，經常頭痛，腰部和背部偶爾會產生劇痛。有一天終於痛到無法起身，還是由同事送我到醫院。

醫師診斷為急性腎炎。事實上，幾天前就排尿不暢，尿量少之又少，自己也感覺四肢變得浮腫，皮膚暗沉，血壓升高。

醫師建議我住院接受治療，於是向公司請了長假。只是二個月過去了，症狀並沒有明顯的改善，血尿、蛋白尿依然存在。

有一天，前來探望我的好友帶來納豆萃取劑，建議我姑且一試。為了健康著想，只要是好東西，我都願意嘗試。

攝取納豆一個月，血尿、蛋白尿不再出現，衰退的視力好轉，體力逐漸恢復，連醫師都稱讚納豆的神奇功效。

〔皮膚炎〕

告別過敏症狀

D女士（二八歲）

我是一名懷孕七個月的孕婦，平常不曾出現過敏症狀，但是，在懷孕四個月時，胸口長紅疹，奇癢難耐，夜晚無法成眠。

不久後，連背部也長滿了疹子，因為無法忍受搔癢，結果抓得到處都是血跡斑斑。

皮膚科醫師考慮到用藥會影響胎兒，所以，只拿了不含類固醇的藥膏讓我塗抹。

以前，吃各種甜點或乳酪也不會過敏，可是現在只要吃這類食物，就更容易長疹子，真是苦不堪言。

同樣是孕婦的好友告訴我，納豆能改善過敏症狀，是好東西。只要是不會影響胎兒的食物，我都願意嘗試，而且之前也聽說納豆是營養豐富的食品，能改善許多症狀。

為了改善體質，耐心的攝取納豆。一個月後，疹子發作次數減少。更讓我驚訝的是，懷孕後期引以為苦的便秘症狀也消失了。

現在，就算吃乳製品或甜點，也不會出現過敏症狀，胃口極佳，感謝納豆相助。

終於擺脫發癢的日子

C女士（二五歲）

從小就是過敏體質，有異位性皮膚炎的煩惱，經常抓癢，睡眠品質極差。因為拚命的抓癢，弄得身上傷痕累累，羞於見人。

除了皮膚炎外，也有氣喘的毛病，尤其季節交替時，經常發作，出門都要戴口罩，夏天更是痛苦。

有一天，公司同事建議我攝取納豆，她從保健書籍上得知納豆具有淨化血液的效果，能提升免疫力，對過敏也有效。

同事的熱心，讓我深受感動，決定付諸實行。二個月後，不再搔癢，也沒有發作氣喘，過敏體質得到改善，整個人有如脫胎換骨一般，感覺神清氣爽。

第四章　納豆的腦血管疾病體驗談

腦血管疾病，多年來一直躍居十大死因的前幾名。

中風是腦的局部血液循環發生問題，而造成腦細胞壞死。根據研究報告顯示，腦部循環只要中斷數分鐘，就會造成腦細胞死亡。

分布在腦部的血管，有如各家庭的自來水管。因此，首先必須要有運送功能良好的自來水廠，通過順暢的自來水管，才能充分供應各家庭用水。

一旦水管年久失修，變厚或破裂，就會造成供水出問題。

腦部的血管也會發生各種障礙。一旦脂肪經年累月的沉積在血管壁上，會使管腔變得窄小或堵塞，這就是所謂的「腦血栓」。

心臟病患者，一旦心臟瓣膜發生問題或心肌梗塞，壞死的組織碎片會隨著心臟血管系統流向腦血管，若某條血管被堵住，就會影響該血管的暢通，形成「腦栓塞」。

另外，腦血管因為動脈硬化而造成血管壁慢慢受到腐蝕，日益脆弱，一旦受到刺激或血壓上升，就會引發血管壁破裂，造成「腦溢血」。

這三種情況都會引起中風。不只老年人，年輕人也可能會出現中風。輕度中風會使人半身不遂或言語失常，重度者則會立刻死亡。大部分的中風病患，都會出現四肢麻痺的半身不遂狀態，給家人帶來沉重的負擔。

預防中風，首先要從改善飲食做起。中風的危險因素，包括高血壓、高血脂症、糖尿病、心臟病、動脈硬化及肥胖等。

攝取營養均衡的飲食，含豐富的纖維。不僅能降血壓、血脂，預防肥胖、糖尿病、動脈硬化等，也能提高免疫力、抗衰老。

定期運動有助血液循環，並使動脈柔軟、暢通。避免緊張壓力。

納豆中的主要成分納豆菌，能夠增加腸內益菌，促進排便順暢，且預防肥胖。而納豆激酶則具有溶解血栓的作用，血管緊張素變換抑制酶能降低血壓，SOD（超氧化歧化酶）能去除活性氧。

這些有效成分能夠對腦血管疾病發揮良好的作用。以下介紹這方面的體驗談供各位參考。

〔腦中風〕

納豆是我生活中的定心丸

Y先生（五八歲）

我向來對自己的健康充滿自信，平日熱愛運動。不過，經常抽菸喝酒，暴飲暴食，總以為藉由平常的運動，就能夠創造出一個百病不侵的身體。

事實上，我有高血壓的體質自己卻渾然不知。有一天，在打球途中，感覺後腦勺一陣疼痛，出現壓迫感，接下來就開始流鼻血，最後昏倒在地。

被送到醫院急救醒來後，醫師說我罹患腦中風。感覺全身發燙，整個人浮腫，甚至不斷的嘔吐。心想，會不會就此離開人世。所幸，在醫護人員細心的照料下，住院半個月就出院了。

回到家後，感覺身體相當虛弱。以前的同事前來探望，並送我一盒納豆萃取劑。

我對納豆的味道很排斥，但是，同事送給我的納豆萃取劑並沒有納豆難聞的氣味。

聽說納豆能夠溶解血栓，具有降壓效果，所以，我當然也想嘗試看看。

攝取納豆一個月後，身體變得很有活力，血壓也下降到正常值，而且腦溢血的症狀消失，又可以重新回到球場上打球。

擺脫長年住院的痛苦日子

O先生（七一歲）

我在六十五歲那一年，曾經因為腦中風而住院，直到現在，仍然經常進出醫院，住院時間長達三年。

住院期間，感覺人生無望，心想，也許自己就此結束一生。

因為腦中風而接受內科與外科的治療，也做了導管手術，但是，情況並不理想，連醫師也束手無策，最後，決定讓我出院回家休養。

女兒很孝順，擔心我的身體狀況，不斷的找尋各種秘方。有一天，她興奮的告訴我：「爸爸，我同事的父親就是利用這種東西改善腦中風，妳也趕快試試看。」送給我一盒納豆。

既然連醫師都治不好，吃納豆又有什麼用呢？不過，女兒的心意還是得接受。我開始每天吃納豆。

二個月後，自己都感覺頭腦變得清醒，身體輕鬆許多。為了加以確認，於是到醫院做檢查。

醫師經過仔細的檢查後，不敢置信的說：「血液的流動變得相當順暢，你是怎麼辦到的？」頓時，我整個人好像重新活過來似的，信心大增。

不久後，能夠自由的走動，食慾變好，身體狀況朝好的方向邁進。

告別臥病在床的生活

S女士（五七歲）

去年冬天的某日，在和丈夫起了一場爭執後，突然眼前一黑，就這樣昏倒了過去。等到醒來時，已經躺在醫院的病床上了。

原來我中風了，左側手腳麻痺，口齒不清，精神上飽受煎熬。

根據醫師的說法，雖然腦中風和情緒有關，不過，長期營養失調、不吃蔬果、常喝飲料和吃甜食，都是原因之一。

住院半年內，身體日益消瘦，整天無精打采。丈夫對於夫妻爭執一事，感到十分的愧疚，也四處打聽改善病情的方法。

有一天，丈夫拿來一盒納豆，鼓勵我持續攝取。聽說納豆能夠溶解血栓，有助於改善腦中風或腦溢血。

攝取一個月後，原本僵硬的手腳慢慢變得柔軟，湧現食慾，於是又持續使用二個月。結果，能夠說一些簡單的日常會話，血液循環變好，復健順利。

只要持續攝取納豆，相信要完全復原也並非不可能。

終於能夠減輕家人的負擔了

A先生（七十歲）

退休後，過著悠閒的生活。平常就喜歡打麻將，也愛喝點小酒。

有一天，和朋友通宵打麻將，回家後正要上床睡覺時，突然覺得眼前一片黑暗，天旋地轉，昏倒在臥房。

家人趕緊送我到醫院，醒來時，發現自己的嘴巴不聽使喚，話說不清楚。

醫師診斷為輕度腦中風，認為長期喝酒、抽菸及熬夜是主要原因之一。住院接受治療，也做復健運動，但是情況不見改善，家人為了照顧我而飽受折磨。

正在絕望之際，牌友前來探望，並送我納豆萃取劑。聽說納豆能夠溶解堵塞血管的血栓，對病情有幫助。

既然是好東西，就試用看看。攝取納豆三個月後，各種症狀減輕，慢慢可以和家人說話，大家都鬆了一口氣。

終於可以下床走動了

K女士（七三歲）

我因為中風長年臥病在床，雖然嘗試過各種方法，但是，一直都無法清楚的說話，右半身麻痺，需要家人隨時在旁看護。

自從生病後，脾氣變得暴躁，家人都百般的忍耐，讓我更加的痛苦。

有一天，兒子看保健書籍上的介紹，為我買納豆營養食品，希望我能嘗試納豆的功效。

雖然對其效果半信半疑，但是，不嘗試又怎麼知道效果的好壞。於是，從那一天開始，每天攝取納豆。

結果令人相當意外。一個月後，右手可以慢慢的移動，能夠比手畫腳和家人溝通。沒想到平凡的納豆其效果竟然如此的神奇，真是感謝納豆的幫助。

現在自己可以下床走動，也希望能夠藉由納豆之賜早日康復。

〔腦血栓〕

躲過痴呆症一劫

H先生（六九歲）

去年冬天的某個夜晚，想在睡前喝點小酒，沒想到酒一入口，竟然沿著嘴角流了下來。接著，嘴巴合不攏，左半身動彈不得，話也說不出口。

家人立刻送我到醫院急救。醫師診斷為腦血栓，說明雖然並沒有立即引爆腦溢血的危機，但是，發病時間很長，可能會出現言語和意識障礙。

換言之，即有罹患痴呆症的可能。住院期間，服用血栓溶劑，然而，症狀沒有明顯的改善。

妻子很擔心我罹患痴呆症，因此，到處打聽秘方。結果很多人都推薦納豆療法，於是妻子託人購買沖泡式納豆萃取劑，讓我每天飲用。

我因為久臥病床，所以，有便秘症的困擾。很慶幸地攝取納豆後，便秘消除。三個月後，顏面神經麻痺消失，現在可以正常說話了。

這樣的結果，當然連醫師也不敢相信。聽說納豆還具有降血脂和降血壓的作用，也能改善糖尿病，是最佳養生食品。為了能夠早日復原，我每天都要攝取納豆。

〔痴呆症〕

能夠開口說話真好

K女士（六二歲）

我在五十歲左右，就有記憶障礙。接受醫院檢查，醫師說腦中長了一個小瘤，但是位在很內側，手術的危險性較高，所以並不打算為我動手術。

住院接受治療，一邊服用消除腫瘤的藥物，一邊觀察情況。結果，症狀不但沒有好轉，反而出現失語症，無法開口說話。

經由精密檢查，發現腦中的瘤變大了。到底要不要動手術，連醫師也陷入兩難。

醫師徵求家人的意見，女兒很擔心我承受不了手術的痛苦，因此，請醫師暫時不要動手術。

後來，女兒的同事推薦納豆營養食品。聽說納豆能淨化血液，溶解血栓，同時預防血栓再度形成，對於病情應該有所幫助。

只要是天然食品，我都願意嘗試。每天認真的攝取納豆，連續吃了半年之後，再度回醫院複診。

這時的我，已經能夠開口說話了。醫師說腦內的腫瘤不但沒有變大，反而縮小到安全的範圍內，大家都為我感到高興。

又可以到處旅行了

B先生（七十歲）

自從退休後，每天就和妻子過著遊山玩水的悠閒生活，也經常到各地旅遊。只是好景不常，有一天，突然神情怪異，對於妻子的話答非所問。妻子感覺不妙，趕緊帶我去醫院，醫師說我得了老人痴呆症。

醫師讓我服用活化腦功能的藥物，但是，情況越來越差，甚至忘記自己已經吃過飯了，還怪妻子沒有煮東西給我吃。

當然，這些事都是後來妻子告訴我的。妻子每天都在找尋對痴呆症有效的營養食品。有一天，她拿回納豆營養食品讓我試吃。

三個月後的某日，我居然能夠正確的叫出電視上某位藝人的名字，妻子嚇了一跳，以為自己在作夢。之後，我又三番兩次的和她談論一些社會新聞，這更讓妻子喜出望外。

妻子的努力總算沒有白費。最近，我們又開始外出旅行。為了預防痴呆，今後還要繼續攝取納豆。

改善腦部萎縮的症狀

D先生（七六歲）

我在七十歲那一年罹患老人痴呆症。根據醫師的說法，腦部已經萎縮，今後問題會更為嚴重，可能和長年喝酒有關。

醫師建議我：「多吃生菜及全麥麵包、生核果、優酪乳。每天吃糙米及大量的纖維，多喝水。多運動、走路、保持心智活躍、從事自己的嗜好。」

朋友聽說我罹患老人痴呆症，帶來了納豆營養食品，請女兒每天讓我攝取納豆。

半年後，症狀明顯的改善，血糖值和血壓都接近正常值，身體比以前更健康，醫師也證實腦部不再退化。

能夠安心的外出散步

Y女士（七九歲）

我在七三歲那一年罹患老人痴呆症，經常尿床，出門後總是找不到回家的路，讓子女們很擔心。

上班的女兒為我請了一名看護，每天都會打電話回家看我是否安然無恙。兒子也四處向人請教秘方，同事告訴他：「我的親戚就是利用這個東西改善老人痴呆症，效果相當好呢！」

原來是納豆營養食品。兒子將它溶在開水中讓我飲用。半年後不再尿床，能夠自己外出散步，安全的回到家中，家人們都高興不已。

第五章　納豆的心血管疾病體驗談

心臟是人體中最重要的器官。二十世紀的心臟醫學發達，使得冠動脈心臟病及急性心肌梗塞得到治療或預防，不過，末期的心臟衰竭病患卻與日俱增。心臟病的死亡率，已經躍居國人十大死因的第二名。隨著醫療日新月異，人們的壽命得以延長，但是壓力、肥胖、飲食的歐美化、抽菸、高血壓等，使得國人心臟病的罹患率和死亡率持續攀升。

根據國外的研究報告顯示，雖然冠動脈心臟病死亡的人數已逐漸下降，不過，其他動脈硬化的疾病，例如中風、周邊血管疾病的發生率仍然居高不下。

心臟疾病中，較常見的是狹心症和心肌梗塞。狹心症的特徵是胸痛，也就是心絞痛。有的人會伴隨出現呼吸急促、噁心及出汗等症狀。

狹心症多半發生於運動或承受較大的壓力時，而且冬天較容易發生。潛在因素是冠動脈硬化，血流減少，造成心臟功能降低。一旦惡化，會演變成心肌梗塞，有猝死的可能。

高血壓、血脂過高、抽菸、暴飲暴食等都是原因之一。尤其是肥胖、糖尿病、長期坐辦公桌而缺少運動的人，狹心症的罹患率比一般人更高。

至於心肌梗塞，主要原因是冠動脈硬化，硬化部分出血或形成血栓，使冠動脈阻塞，造成心肌血液循環不良，一部分的心肌壞死。

心肌梗塞和狹心症一樣會引起胸痛，只是胸痛的程度更加劇烈，而且時間更長。就算沒有運動，也可能發生。

納豆能去除血栓，降低血壓、血脂和膽固醇，淨化血液，改善各種心血管疾病。藉由以下的實例，相信各位一定會對納豆刮目相看。

〔心肌梗塞〕

淨化血管且呼吸變得順暢

A女士（五九歲）

去年在打掃房子時，突然感覺胸痛，後來疼痛加劇，趕緊叫救護車送醫急救。

醫師診斷為心肌梗塞。我長年來喜歡吃高熱量、高膽固醇食品，想必這也是引發心肌梗塞的原因之一。

住院期間，一直戴著呼吸器，也注射嗎啡，每天昏昏沉沉，感覺人生無望。前來探病的友人告訴我，納豆能溶解血管中的血栓，促進血液流通順暢，對於心血管疾病很有效。

住院半個月，病情幾乎沒有改善，和丈夫商量後，決定嘗試攝取納豆。一個月後，不必靠呼吸器就能夠輕鬆的呼吸，醫師也說血管堵塞的情況改善許多，建議我要繼續攝取納豆。

現在，身體完全康復，變得比以前更有元氣，感謝納豆之賜。

一個月內不規律的脈搏恢復正常

F先生（六四歲）

因為心肌梗塞而緊急住院。事實上，早在十年前，曾經因為胸口劇痛而被救護車送到醫院急救。當時因為工作疲累而坐在椅子上小歇一下，結果卻突然呈現昏迷狀態。

住院後，每天戴氧氣罩並注射嗎啡，認為自己來日不多，心情十分沮喪。

閱讀許多健康書籍，也嘗試攝取各種健康食品，但是效果不彰。

就在苦無對策時，昔日的同事介紹我攝取納豆。於是在半信半疑的心態下嘗試吃納豆。

醫師說，心肌梗塞或中風等疾病，主要是血液中的膽固醇所引起，都是屬於生活習慣病的一種，而偏食是主要原因之一。

聽說納豆中所含的納豆激酶具有溶解血栓的效果，所以，決定耐心的攝取納豆。

果然是好東西，連續攝取納豆二個月，心悸消失，脈搏的跳動相當規律，心律不整的症狀一掃而空。今後，為了預防疾病復發，仍然要持續攝取納豆。

納豆能夠降低血中膽固醇

B女士（五五歲）

婚前我的身材相當苗條，結婚生子之後，體重暴增，從五十公斤飆到七十公斤。只有一五九公分，體重七十公斤，的確是太胖了。

肥胖的身材不僅影響外觀，也造成心悸的出現。尤其過了五十歲後，經常出現胸口疼痛的症狀。

有一天，在做完家事後，突然胸部和背部疼痛，趕緊請兒子送我到醫院。醫師診斷為心肌梗塞。住院期間，除了戴氧氣罩呼吸外，也要注射嗎啡，病情久久不癒。

仔細檢討自己的生活習慣和飲食習慣，發現自己有嚴重的偏食傾向，經常吃肉類和油炸類食品，蔬果的攝取量極少，或許這就是造成肥胖和心肌梗塞的原因。

在醫院整整待了半年，後來，親戚建議我吃納豆，因為她的先生就是藉著吃納豆而治好各種慢性病。

事實上，我身邊的很多朋友都說納豆能淨化血管，有助於降低膽固醇。

攝取納豆二個月後，膽固醇值恢復正常，實際感覺到身體狀況越來越好。最讓我高興的是，體重減少十五公斤，身體變得輕盈。為了維持健康，今後仍然要持續攝取納豆。

改善心悸和胸口的壓迫感

K先生（五一歲）

因為工作關係，承受很大的壓力，每天下班後，都會和同事一同去喝酒，經常攝取油炸或燒烤類的食物。

四十歲那一年，醫師診斷我罹患動脈硬化，提醒我要控制鹽分的攝取量，因為鹽分會造成血管收縮，引起危險。

平常，就有心悸的毛病，經常喘不過氣來。除了喝酒外，也經常吃醃漬食品，喜歡重口味的食物。

由於還要負擔沉重的家計，所以，不能讓自己倒下去。我想，不正確的飲食習慣是造成疾病的一大原因，因此，決定要徹底的改善體質。

妻子聽朋友說納豆能改善血液循環，淨化血液，鼓勵我嘗試吃納豆。

為了讓納豆更容易入口，於是將納豆和蔬果一起榨汁飲用。二個月後，心悸和胸口的壓迫感完全消失，令人難以置信。

後來到醫院檢查，醫師說心肌梗塞的症狀大幅改善。現在很有元氣，同事也說我看起來比以前年輕許多。

納豆大幅改善胸口的劇痛

丁先生（五五歲）

我是個菸酒不離手的人，從年輕時就經常和朋友一起喝酒，也嗜愛甜食。幾乎很少吃正餐，經常外食，難得吃水果。

這樣的飲食生活，當然會造成營養失調。果然在四十歲那一年就因為糖尿病而住院。即使醫師吩咐我要少吃甜食，但是我仍然不忌口，並沒有把醫師的話放在心上。

二年後的有一天，突然感覺胸部疼痛，幸好很快就不痛了。但是，第二天疼痛劇烈，甚至痛到連話都說不出口，同事急忙送我就醫。

醫師診斷為心肌梗塞，必須住院接受治療。結果，半年來整天都過著與藥物為伍的生活，同時也進行復健。

出院後，身體仍然感覺不適。醫師一再叮嚀我要遠離甜食和高熱量、高脂肪食。為了健康著想，我決定改變飲食習慣。

此外，也接受友人的建議，攝取納豆健康食品。朋友的父親就是利用納豆治好了狹心症，所以，我也想要嘗試一下。

納豆的效果的確不凡，只是攝取一個月的納豆，疼痛不再發作，身體狀況變好，每天都能夠安心的工作。

呼吸順暢不再出現心悸

W先生（五三歲）

我在四十幾歲時，因為罹患心肌梗塞而數度出入醫院。事實上，多年來一直有高血壓的毛病，醫師建議我要節制菸酒，少吃油膩的食物，但是，我始終沒有實踐。

前不久，突然感覺胸口疼痛，妻子立刻叫救護車送我就醫。這次住院時間長達一個半月。

住院期間，慢慢的改掉不正確的生活習慣和飲食習慣，慢慢的戒除菸酒，減少肉與油的攝取，多吃蔬果和魚類、穀物類。

雖然偶爾仍會發作，但是症狀輕微，發作次數減少。後來，也納入其他的一些療法，積極的攝取納豆，將納豆當成養生食品，每天攝取。

連續攝取納豆二個月後，血壓和膽固醇下降，胸口不再疼痛，呼吸變得順暢，心悸消失，能夠享受健康、充實的生活。

不必動手術真好

B女士（七十歲）

自從退休後，就一直過著與三五好友一起喝下午茶的悠閒生活，而且也開始變得嗜愛甜食和高熱量食物。

六十五歲那一年，醫師診斷我有高血壓。上了年紀血壓升高也不足為奇，所以，並未耿耿於懷。

直到去年某一天在喝下午茶的途中，突然覺得頭暈、胸口悶，接著胸口一陣劇痛，瞬間無法站立，跌坐在地。

朋友趕緊送我到醫院，醫師診斷為心肌梗塞。後來接受精密檢查，發現冠動脈狹窄，血栓容易阻塞。醫師建議最好切除狹窄的血管，並且進行冠動脈與大動脈相連的手術。

這麼一大把年紀，哪禁得起大手術的痛苦折磨。為了逃避手術，每天鬱鬱寡歡，深怕哪一天會突然撒手人寰。

在這段期間內，經常到醫院接受血管擴張劑和血栓溶解劑的治療，但是症狀時好時壞。

有一天，朋友告訴我納豆對血栓和降血壓有效。我姑且一試，開始每天攝取納豆。

二個月後，血壓值恢復正常，血液循環變好，連醫師都感到不可思議。我把自己攝取納豆的事告訴醫師，醫師說：「就只是吃納豆而已嗎？」似乎不敢相信納豆的神奇效果。

感謝納豆救命之恩

W女士（五九歲）

我向來喜歡吃高油脂類的食物，尤其是豬排和鮪魚、鮭魚等魚肉類。每天吃這些高膽固醇食物，倒也平安無事。直到有一天，突然昏倒在浴室。

醒來時，人已經躺在醫院的病床上了。醫師診斷為心肌梗塞，原因可能是經常攝取油炸食和高脂肪的魚肉類。

除了攝取不正確的飲食外，也缺少運動。雖然接受醫院的治療，但是，病情並未改善，於是接受朋友的建議，開始攝取納豆。聽說納豆中富含多種營養素，能降低膽固醇，使血液變得清爽。

連續攝取納豆二個月後，到醫院做健康檢查。醫師說已經解除心肌梗塞的危機，膽固醇和血壓大幅改善，接近正常數值。納豆可說是我的救命恩人，真是感謝。

利用納豆克服難纏的疾病

A先生（六九歲）

年輕時，事業飛黃騰達，每天應酬，不醉不歸。幾乎天天吃高級西餐或昂貴的日式料理，攝取大量的高脂肪與高熱量食物。

長期下來，血壓、中性脂肪、膽固醇值都非常的高，經常服用降壓劑，做心電圖檢查也顯示異常。

但是仍然每天喝酒，去年某個晚上，回到家後突然感覺胸口一陣劇痛，幾乎無法呼吸，趕緊送醫急救，總算撿回一命。

住院二個月接受治療。出院後身體異常的虛弱。半年後，到醫院做檢查，醫師診斷為心肌梗塞。

這時，才真正體會到健康的可貴，也開始積極謀求對策，只要是他人介紹的好東西，都會加以嘗試。

後來，終於找到適合自己的好東西，也就是納豆。攝取納豆三個月後，心悸、胸口疼痛的症狀完全消失，血壓維持正常值，中性脂肪和膽固醇也明顯下降。

納豆中含有納豆激酶，能夠溶解心肌梗塞或腦梗塞的血栓，使血液變得清爽。拜納豆之賜，終於恢復健康。

〔狹心症〕

從胸口的劇痛中解放出來

C先生（五三歲）

我從事重勞力工作，因為工作關係，經常需要彎腰使力。

長年來，經常抽菸喝酒，攝取高熱量、高油脂食物。五十歲那一年，醫師診斷我有高血壓和高血脂症，但因為症狀不明顯，並沒有放在心上。

有一天，在工作途中忽然胸口出現劇痛，無法工作而回家休息。第二天到醫院接受檢查，醫師診斷為狹心症，叮嚀我要戒除菸酒，改善飲食習慣。

後來，轉調內勤工作，持續服用醫院的藥物，但是胸痛每天發作，最後只好辭職，住院接受治療。

只是症狀並未獲得明顯的改善，心情相當沉重。就在無計可施時，同事介紹我嘗試攝取納豆。他說納豆能促進血液循環，提升心臟的功能。

沒想到納豆果然效果神奇，持續一個月攝取納豆後，胸痛次數減少。為了預防發作，今後還要持續吃納豆。

心律不整與心悸一掃而空

K女士（四十歲）

從年輕時期開始，就一直為狹心症所苦。只要情緒不穩或從事劇烈運動，胸口就會疼痛。

我自己成立一間工作室，每天忙碌不堪，體力越來越差，曾經數度昏倒而被送醫急救。醫師再三的叮嚀我要攝取營養均衡的飲食，不可偏食。

的確，我的飲食習慣有問題，幾乎三餐都外食，也很少攝取蔬果，甚至一天只吃一餐。

由於發作次數頻繁，所以，開始擔心自己的健康狀況。為了讓自己徹底的休養，決定暫時放下手邊的工作，並且努力改善飲食習慣。

除此之外，也嘗試攝取納豆。三個月後，心悸和心律不整的問題不可思議的一掃而空，幾乎不再出現胸痛，感覺神清氣爽。為了健康著想，今後仍然要持續攝取納豆。

〔冠動脈硬化症〕

去除心臟動脈硬化、氣喘與心悸

B先生（七十歲）

從公職退休後，每天都會到自家附近爬山，持續幾年下來，身體並未出現任何異狀。直到去年冬天，爬山時感覺心跳加速，胸口有壓迫感，甚至喘不過氣來。

到了今年初，幾乎無法再從事爬山的活動。到醫院接受檢查，醫師診斷為冠動脈硬化症，是一種慢性的動脈硬化。原因是血管壁內沉積過多中性脂肪與膽固醇，造成血液流動不暢。

我經常攝取高膽固醇食物，很少吃蔬菜和水果。為了降低膽固醇，防止動脈硬化持續惡化，因此，一方面接受醫院的治療，一方面改變飲食習慣，少吃肉類，多攝取蔬果和魚類。

妻子的朋友推薦我攝取納豆。據說納豆菌所製造出來的酵素能去除血栓，改善心肌梗塞。攝取納豆二個月後，接受心電圖檢查，結果一切正常，不再感覺心悸，能夠順暢的呼吸，也能再度從事登山活動。

〔高血壓〕

納豆的降壓效果令人驚歎

F女士（五九歲）

我經營燒烤店，工作忙碌，三餐不定時，而且吃的多半是大魚大肉及海鮮類，也愛吃醃漬食物，追求重口味。

一年前，感覺身體虛弱而到醫院接受檢查，醫師診斷為原發性高血壓，聽說這種疾病和遺傳有關。

收縮壓將近二〇〇，舒張壓為一三〇，為高血壓。在醫院治療一個半月之後，收縮壓降為一七〇，舒張壓降為一一〇，離正常值還有一段距離。

經常頭暈目眩，鹽分的攝取量並未減少，一直處於高血壓狀態。

後來，兒子從朋友那兒得知納豆的效果，建議我嘗試攝取納豆。為了改善症狀，我趕緊吃納豆。二個月後，血壓逐漸下降。現在收縮壓為一四〇，舒張壓為九五，身體感覺輕鬆，幾乎不再頭暈。

頭暈和心悸現象消除

W女士（五九歲）

幾年前，半夜起來上廁所或早上起床時，感覺頭昏眼花。漸漸的，症狀惡化，出現嚴重的心悸。

我有高血壓的毛病，收縮壓為一五〇，舒張壓為九十，平常有服用降壓劑的習慣。後來也開始服用抑制心悸的藥物。

雖然症狀可以藉由藥物控制，但是，無法根治。去年接受健康檢查，發現罹患脂肪肝。

朋友推薦我攝取納豆萃取劑，雖然對其效果心存懷疑，但既然是天然的健康食品，就姑且一試。

攝取後的第三天，心悸和頭暈現象完全消失，令人難以置信。連續攝取二週，更加確定完全擺脫頭暈和心悸的困擾。

一個月後，到醫院接受肝功能檢查，醫師訝異的說：「妳是不是有服用其他的藥物，已經沒有脂肪肝的問題了。」

當時，收縮壓為一三〇，舒張壓為八五，相當的穩定。我告訴醫師自己攝取納豆的事，醫師表示：「肝功能數值恢復正常，脂肪肝消失，應該是納豆中的蛋白降低中性脂肪所致。」

因為高血壓而決定減肥

K女士（六二歲）

我的身高不到一六〇公分，體重卻達六十五公斤，算是肥胖體型。

我們家有腦中風的家族歷，因此，平常就很擔心自己在哪一天也會因為腦中風而倒下。

四十五歲那一年，接受健康檢查，發現總膽固醇過高，中性脂肪也很高，血壓值相當不穩定。

為了擺脫腦中風的厄運，決定聽友人的建議，實行納豆減肥法。早晚各吃一包納豆（一包為五十克）。一週後，體重減少一公斤，之後的每個月平均瘦一公斤，半年後瘦了八公斤，腰圍也明顯的縮小了。

不僅體重減輕，血壓也恢復穩定。接受醫院檢查，發現膽固醇和中性脂肪都接近正常值，讓我鬆了一口氣。

〔高膽固醇〕

迅速復原連醫師都難以置信

丁先生（五八歲）

雖人身材微胖，但總認為「年紀大了，這也是無可奈何的事」，並沒有太在意。

平常很少運動，飲食也不節制，經常暴飲暴食。從去年開始，走路容易氣喘，偶爾也會出現胸口疼痛的現象。

妻子陪我去醫院做檢查，醫師說我的膽固醇過高，已經造成血管阻塞，若不徹底的改善飲食習慣，恐有罹患動脈硬化症之虞。

從這一天開始，每天都悶悶不樂。妻子也到處打聽有沒有什麼好的方法。有一天，妻子拿回一盒納豆萃取劑，勸我耐心的攝取。

就這樣，連續吃納豆一個月，結果連醫師都感到不可思議。血壓恢復為正常值，體重明顯的下降，膽固醇回到正常值，每天都很有活力。

膽固醇和中性脂肪都下降到正常值

C女士（五十歲）

我向來就很重視健康的問題，飲食求取營養均衡，控制肉或油炸食品的攝取量，經常攝取大量的蔬菜。

前年參加公司的體驗，發現總膽固醇值過高，中性脂肪也比正常值高出許多。醫師說，血液污濁會導致血管阻塞，引起動脈硬化。

一聽到動脈硬化，我的內心就忐忑不安。於是，開始找尋各種能夠淨化血液的方法。

最後，還是決定接受好友的建議，嘗試吃吃納豆。我向來不喜歡納豆的味道，但是混入蔥和淡味醬油後，變得美味可口，每天吃也吃不膩。

半年後，再度接受醫師的檢查，結果令我喜出望外。總膽固醇和中性脂肪都回到正常值的範圍內，體重減少三公斤，身體變得輕盈，不容易疲倦。

第六章　納豆對於肥胖症的體驗談

肥胖就是體脂肪過多。體重如果超過正常值的百分之二十，就算肥胖。

肥胖是現代常見的疾病，和飲食習慣有很大的關係。青春期前就有肥胖的問題，稱為細胞增殖型肥胖。青春期以後才肥胖者，稱為細胞肥大型肥胖。

通常，對健康危害較大的是腹腔內脂肪，即內臟脂肪。男性腰圍一旦大於九十公分，女性大於八十公分，都是屬於危險群。

就視覺上而言，肥胖分為蘋果型和洋梨型。脂肪集中於肚臍以上者稱為蘋果型，男性肥胖多半屬於這一型，又稱為男性型肥胖或中央型肥胖。

洋梨型肥胖又稱為女性型肥胖或周邊型肥胖。受到女性激素的影響，脂肪易積存於臀部和腿部，形成洋梨型身材。

但是，女性在停經後，腹部容易積存脂肪，會變成像男人般的蘋果型身材。

為什麼會因為性別差異而出現蘋果和洋梨型的肥胖呢？

原因是男性骨盆近似圓形，天生臀圍比較窄緊。而女性骨盆左右稍寬，較容易引起下半身肥胖。

對健康危害較大的是腹腔內的脂肪，例如，一旦肝臟積存過多的脂肪，會引起脂肪肝。一般來說，男性內臟脂肪較多，女性皮下脂肪較多。

洋梨型肥胖多半與坐式生活有關。長時間久坐，造成血液循環不良，血液不易回流上半身，血中攜帶的養分易滯留於下半身，因而不易變瘦。

理想體重算法
目前公認以台大黃伯超教授提出的計算法為基準
男性：（身高(cm)－80）×0.7(kg)
女性：（身高(cm)－70）×0.6(kg)

超重比率計算法
・超重＝體重－理想體重
・超重比率＝（超重÷理想體重）×100％
・超重比率 ＞20％～30％ ➜肥胖
＞60％～125％ ➜病態性肥胖
＞125％ ➜超級肥胖

下半身肥胖，容易引發腰痛、下背痛、不孕、膝痛、月經不順及靜脈曲張等。

除此之外，肥胖和心血管疾病、糖尿病、關節炎、肝病、腎病等各種疾病息息相關。

根據研究報告顯示，肥胖者比消瘦者更容易出現高血壓，易罹患冠動脈心臟病。

女性們經常將「減肥」掛在嘴邊，愛美的女性，都想要擺脫水桶腰、小腹婆、大象腿的困擾，希望自己擁有緊實的臀部、美麗的背影和胸部。

除了追求美好的身材外，為了健康著想，

減肥是有必要的。

近來一項研究顯示：三分之一操之過急的減肥者，一天只攝取五百卡的熱量，而出現膽結石。因此，正確的減肥法是非常重要的。

建議各位，經常活動，例如早餐前走小快步，以消耗脂肪。運動是控制體重的最佳方法，而不是嚴格的節食，運動不僅是減肥的最好方式，也是維持肌肉、骨骼的健康良方。

本章為各為介紹納豆減肥例，希望愛美的女性朋友務必一試。

納豆是低熱量、低脂肪食品，富含優質蛋白質和各種維他命與礦物值。尤其含有大量的膳食纖維，容易得到飽足感，也能吸附脂肪和膽固醇，預防肥胖。

納豆減肥的成功例不計其數，舉例說明如下。

成功減肥，感謝納豆之賜

K先生（五十歲）

我是登山隊隊員，在隊裡面算是最胖的一名成員。身高一七〇公分，體重破百。雖然肢體還算靈活，可是帶著一個鮪魚肚，總是不好看。

有一天，學長告訴我，納豆能溶解血中的脂肪，預防心血管疾病，也有助於減肥，很多人吃了都說有效，可說是一舉數得，建議嘗試攝取納豆。

為了創造健康，從第二天起就持續吃納豆，太太也跟著我一起吃。二個月下來，體重明顯的下降十公斤，體力變好，不再掉髮。太太也說肌膚變美，排便變得順暢。

減重十四公斤，膝痛消失

H女士（四十歲）

我從事護理工作，同事們都說納豆能減肥。我也發現攝取納豆的同事們都變瘦了，羨慕不已。

納豆是時下流行的食品，聽說其中所含的膳食纖維能夠維持體內健康，促進排便正常，達到減肥效果。

我的身高一五五公分，體重七十公斤，肥胖的身材造成膝痛，經常跛著腳走路，偶爾也會出現腰痛。

嘗試過蘋果減肥法，也經常做有氧運動，甚至實行斷食療法，但是，都無法持之以恆，很快又復胖。

既然納豆是好東西，我也願意嘗試。有一天，女兒對我說：「媽媽，妳好像瘦了許多！」的確，我也發現裙子的腰圍變得寬鬆，一個月內瘦了五公斤。這麼有效，當然要持續下去。連續攝取納豆三個月後，減輕十四公斤，膝痛和腰痛也不再出現，身體變得輕盈，感覺更有活力。

減重後變得更有自信

B小姐（十六歲）

我是一名高中生，身高一六二公分，體重六十八公斤，同學都戲稱我「小胖妞」。

更讓我感到困擾的是，不僅肥胖，還長了滿臉的青春痘，看到班上同學漂亮乾淨的臉龐，內心既羨慕又自卑，後來變得內向，每天都很鬱卒。

媽媽總認為是她的調理方式有問題，才會讓我變得那麼胖，也到處打聽能夠健康減肥的方法。

後來聽朋友說納豆很有效，因此，買回納豆營養食品，鼓勵我每天攝取。

我向來就對納豆敬而遠之，尤其它那特殊的臭味，更是讓人不敢領教。不過，製成營養食品後，並沒有怪味道，容易食用。

一個月後，體重減少八公斤。更神奇的是，惱人的痘痘消失無蹤，同學們都說我判若兩人，變成漂亮寶貝了。

大家都說我變年輕了

S先生（三十歲）

我只有三十歲，但是，外表看起來比實際年齡至少老了十歲。的確，和同年齡的同事站在一起，我看起來是叔公輩的人。

更讓我在意的是，身高一七五公分，體重超過一百公斤。接受公司的健康檢查，醫師說我的三酸甘油酯太高，有罹患脂肪肝的危險。

我負責公司的業務工作，生活忙碌，一整天沒有用餐是司空見慣的事。不過，總會利用消夜大快朵頤一番。平常很喜歡吃重口味的食物，不論吃任何料理，都一定要加醬油、番茄醬、辣椒等，也愛吃炸雞。

最近，頭髮變得稀疏，體力不濟。年紀輕輕就有脂肪肝，而且幾近禿頭，連交女朋友的勇氣都沒有。

同事們看到我整天悶悶不樂，也很擔心我的身體狀況，熱心的為我打聽好的保健食品。

聽說納豆能降低血脂肪和膽固醇，而且富含各種營養素，所以我躍躍欲試。攝取納豆一週後，感覺排便順暢。以前二、三天排便一次，現在每天至少排便一次。雖然體重沒有明顯的變化，但是，膽固醇值大幅下降。

三個月後，體重減少七公斤，體力變好，同事們都說我變年輕了。

半年後減少十五公斤

C小姐（三一歲）

從小就愛吃甜點，尤其巧克力蛋糕，更是天天吃。身高一五四公分，體重七十二公斤，的確是肥胖身材，根本不敢夢想會有男人喜歡我。

去年接受公司的健康檢查，醫師說我有高血壓，而且膽固醇值偏高，再不改善飲食習慣，將來恐怕會罹患動脈硬化，甚至有可能引發腦中風。

現在回想起來，才知道原來自己早就出現一些症狀。一旦走路太久，就會心悸，胸口悶。

醫師的宣判，讓我擔心不已，母親更是憂心忡忡，不畏辛勞的到處打聽好的營養食品。母親朋友的丈夫罹患腦中風，後來拜納豆之賜，大幅改善症狀，現在看起來一點也不像是中風患者。

我也趕緊實行納豆療法。令人驚喜的是，二個月後減少五公斤，醫師也說血壓和膽固醇明顯的得到改善。攝取納豆半年後，體重足足減少十五公斤，感覺身體輕鬆，醫師說已經解除腦中風的危機了。

晚餐吃納豆，成功的減重七公斤

K女士（四五歲）

我曾經是籃球選手，平常就熱愛運動，也很重視健康問題。但是，自從退休後，體重暴增，從六十公斤增加到八十公斤。

後來，決定實行斷食療法。半年後，體重果然驟減，但是生理期停止，肌膚變得異常乾燥，有貧血的問題。

再這樣下去，一定會倒下去，因此，又恢復為原來的飲食方式，正常的攝取三餐。沒想到復胖的問題迅速出現，而且體力並沒有明顯的變好，每天昏昏沉沉，有嗜睡的傾向。

母親從鄉下來看我，發現我的臉色暗沉，精神欠佳，因此建議我吃納豆。她說納豆營養豐富，多吃納豆料理，能夠健康的減肥。

我每天晚餐吃納豆，三個月後，減重七公斤。現在身高一七〇公分，體重六十五公斤，還算是標準體重。不僅體重減輕，昏睡的情況大為改善，醫師也說貧血消除了。

膽固醇和中性脂肪降低，身材變苗條

A女士（六五歲）

身高不到一五〇公分，體重六十公斤。年紀這麼大，肥胖的身材隱藏著各種危機，醫師也提醒我要注意。

健康的度過晚年，這是很多老年人的夢想。妹妹今年六十歲，只比我小五歲，但是看起來很年輕，好像比我小了十幾歲，身材也維持得很好。

我問她是不是有做什麼特別的保養，她說什麼也沒做，只是每天吃納豆。

納豆的效果，我早就有耳聞，只是半信半疑。不過，既然是天然食品，就算沒效也值得一試。

攝取納豆一個月後，體重不變，讓我有點失望。但是，感覺排便順暢，肌膚變好。接受醫師的檢查，發現膽固醇和中性脂肪下降。

既然出現好結果，當然要持續下去。半年後，腰圍瘦了一大圈，朋友都說我瘦了許多。

前幾天，妹妹從遠地來看我，露出不可思議的表情說：「妳的肌膚變得好漂亮，身材也變苗條了，該不會也像我一樣天天吃納豆吧！」

愛漂亮的我終於可以再度穿裙子了

R女士（四十歲）

結婚生子後，身材變胖了，一直瘦不下來，體重從五十公斤增加到六十八公斤，以前的裙子一件也不能穿。為了掩飾肥胖的身材，只能穿寬鬆的衣褲，結果看起來反而更胖。

也許是因為肥胖的關係，膝部常常疼痛，不能走太遠的路。雖然努力控制食量，但是體重有增無減。

鄰居的太太說納豆對於減肥有效，她的女兒就是利用納豆減重五公斤。

我決定嘗試吃納豆。果然是好東西，一個月後，瘦了四公斤，腰圍縮減。更可喜的是，膝痛消失。持續吃納豆半年後，共減十公斤，可以向寬鬆的衣褲說再見，能夠再度穿合身的裙子了。

原本擔心減重後肌膚會鬆弛、乾燥，但是納豆減肥完全沒有這種困擾，肌膚反而變得有光澤且富於彈性。

輕鬆減肥，便秘症也消失了

S女士（五十歲）

我的身材肥胖，雖然女兒鼓勵我要減肥，但我是個缺乏意志力的人，雖然嘗試過各種減肥法，不過幾乎都是半途而廢。

有一天，女兒拿回納豆營養食品，她說納豆能降血脂肪和膽固醇，對便秘也有效，鼓勵我一定要耐心攝取。

女兒花錢買回來的東西，我當然會耐心的吃完。沒想到效果比想像中來得好。二個月後，雖然體重只減三公斤，但是，便秘完全消失。

我繼續食用納豆，飲食方面並沒有做什麼改變。四個月後，體重從六十五公斤降到五十公斤，這正是我渴望得到的理想體重。

以前就吃過各種減肥食品，可是都必須要嚴格的限制飲食。對於追求口腹之慾的我來說，限制飲食是一件痛苦的事。

實行納豆減肥，不必限制飲食就能夠減肥，真是健康的減肥法。現在，宿疾便秘、頭痛和肩膀酸痛一掃而空，身體變得很健康。

血壓恢復正常，體重減少八公斤

C女士（四五歲）

年輕時，身材苗條。結婚生子後，身材走樣，尤其生完第二個孩子後，體重更是直線上升。身高一五五公分，體重七十公斤。

嘗試過各種痛苦的減肥法，只是付出並沒有得到代價，還把身體搞壞，令人沮喪不已。

後來，在產房認識的一位朋友，介紹我吃納豆。她說，自己就是拜納豆之賜，身材變得苗條，而且改善眼睛疲勞、頭痛等各種症狀。

只要吃納豆就能夠減肥，天底下真有這麼輕鬆的事嗎？無論如何，付諸行動自然就能夠找到答案。

我的身高一五八公分，體重七十三公斤。攝取納豆半個月之後，身體充滿活力，食慾也變好，不過，體重不增反減，原本偏高的血壓也下降到正常值，不再頭痛。

以前，因為肥胖，膝和股關節疼痛，甚至擔心會演變成變形性膝關節症。沒想到納豆解救了我，三個月後，不但成功的減重八公斤，膝痛和股關節痛去除。現在，即使久站也不覺得疲累。

不僅減重，也治好腰痛

Y女士（三八歲）

我是一名護理人員，看到其他同事熱衷於實行納豆減肥法，我也十分心動。

自從生完孩子後，胖了八公斤，臉部的斑點和皺紋變深，肌膚變得乾燥，也有腰痛的苦惱。

也許是體質的關係，攝取納豆一個月後，體重沒什麼變化，可是同事們個個都明顯的瘦了下來。

雖然體重不變，但是，臉上的斑點和皺紋明顯的變淡，肌膚有光澤，不再腰痛。這重大的改變，讓我決定要繼續攝取納豆。

因為體重變化不大，所以也懶得量體重。有一天，同事問我：「妳是不是偷偷的吃了什麼減肥藥？」我這才驚覺到自己真的瘦了，而且瘦了五公斤。

這都要歸功於納豆的效果。不但體重減輕，肌膚變美，腰痛也去除了，真是感謝納豆相助。

衣服尺寸從2L變成M

—I女士（四六歲）

生完孩子後，體重並沒有明顯的改變，直到去年，體重突然暴增，從五十公斤竄升到六十六公斤。以前的衣服穿不上，花了不少錢添購大尺碼的服飾。

一旦變胖，身體笨重遲鈍，水桶腰都出現了。嘗試攝取一些健康食品，也做過針灸和推拿，但是效果不彰。

朋友推薦我攝取納豆，我噗哧一笑，心想，這麼普通的東西怎麼可能有效。但是仔細一瞧，那位朋友原本身材肥胖，現在卻苗條許多，或許真的有效。總之，納豆是容易買到的東西，而且不必刻意限制飲食，就姑且一試吧！剛開始先從少量攝取，第二週以後增量攝取。首先感覺到的是，排尿次數頻繁，排便十分的順暢。

一個月過去了，發現平日穿的2L尺寸的衣褲變得寬鬆，身邊的朋友也都說我好像變瘦了。雖然體重只減少三公斤，但是仍然感覺很欣慰。

另外，也感覺手臂好像變細了一些，於是持續攝取納豆。半年後，效果不凡，體重足足減了十五公斤，又可以穿M尺寸的衣服了。

減重後，身體反而變好，感覺身輕如燕，雙臂變細，即使長時間走路也不覺得疲累。

A女士（三十歲）

提升免疫力，擁有苗條的身材

從小就體弱多病，直到結婚生子後，一些小毛病才慢慢的去除，可是身材卻開始走樣，三十歲就擁有歐巴桑的身材。

也許是因為家庭主婦的關係，每天都和孩子一起飲食，也經常吃甜點、冰淇淋、炸雞和薯條。

幾乎每年一到冬天就會感冒，而且久久不癒。為了照顧幼小的孩子，自己一定要健康的活著。

有一天，發現鄰居的太太似乎瘦了不少，一問之下，才知道她實行納豆減肥。

方法簡單，我當然也想嘗試，而且聽說很多人都因為吃納豆而成功的減肥。我在三餐飯前攝取納豆。一個月後，連自己都明顯的感覺到腰圍縮小了不少。測量體重，發現減少七公斤。急速的減重，反而讓我忐忑不安。

不過，就在這同時，發現自己變得不易感冒，擁有體力和耐力，免疫力提升。兩個孩子都得了嚴重的感冒，但是我卻沒有被傳染。今後也要讓孩子嘗試吃納豆。

改善脂肪肝，減重十一公斤

C先生（五十歲）

平常啤酒是我的最愛，一天喝上好幾瓶不算什麼。而且愛吃甜食和油膩食物，經常攝取肉類和油炸食品。

我也知道這樣的飲食方式會引起肥胖和各種生活習慣病，只是難以抵擋口腹之慾。

這二年來，體重暴增二十公斤，原因應該是暴飲暴食，飲食不懂得節制。平常除了工作與交際應酬外，幾乎很少活動。假日多半窩在家裡睡覺。

最近，感覺爬樓梯會氣喘，容易疲倦，體力大不如昔。去醫院做檢查，醫師說我有脂肪肝的問題，最好能夠減肥，並且推薦我攝取納豆。

一聽到脂肪肝，我就心驚膽顫，決定從今天開始就要努力減肥。

聽說納豆含有各種天然成分，能提高身體的抵抗力，預防疾病與抗老化，不過，需要持續攝取才有效。

原本就有嚴重的便秘，攝取納豆後，每天都能夠順利的排便。對於食物的喜好也改變了，不再嗜愛甜食，對於油膩的食物也興趣缺缺，反而愛吃口味清淡的食物。

雖然沒有天天量體重，不過，衣服變得寬鬆。三個月後，體重減少十一公斤，醫師也說肝臟狀況好轉，一定能夠治好脂肪肝。

終於能夠向鬆緊帶裙說再見

G女士（四十歲）

我因為丈夫經常調職的關係，忍受搬家之苦，面對陌生的環境時，總是不想外出，身心承受極大的壓力。

也許是為了想要紓解壓力，經常吃甜食和油膩食物，結果血壓上升，不斷的變胖，最後只能穿鬆緊帶的裙子。

醫師再三的提醒我，想要降血壓，就一定要減肥。我的身高一五三公分，體重六十二公斤，的確是肥胖體型。

為了減肥，攝取各種減肥食品，也經常走路、游泳，增加身體的活動量。只是事與願違，體重一直瘦不下來，而且食慾大增，變得更胖。

效。

看到朋友利用納豆大幅減重，羨慕不已，當然也決定要嘗試納豆的減肥功效。

我在三餐飯前半小時吃納豆，朋友叫我不要操之過急，要耐心等待納豆的效果出現。因為方法簡單，所以能夠持之以恆。

一個月後，瘦了二公斤。又過了二個月，身材明顯的變瘦，大約瘦了八公斤，終於能夠向鬆緊帶裙說再見。

果然如醫師所言，瘦下來後，血壓也得到改善，維持穩定的數值。另外，生理前一定會出現的偏頭痛，也完全消失了，不容易疲勞。可能是因為抗壓性增強，對於甜食和油膩食物毫無興趣。

雙下巴消失了

K女士（三五歲）

年輕時，身材苗條，就算吃得再多，也不易發胖，朋友都羨慕我吃不胖。也許就是因為這種自信，飲食不知節制，而讓自己嘗到苦果。過了三十歲後，體重直線上升，從五十公斤增加為六十五公斤。至此地步，就算努力節食也瘦不下來。

隨著體重增加，一些症狀陸續出現。不但膝痛，也出現雙下巴的困擾，大腿附著贅肉，腹部積存大量脂肪，連彎個腰都倍感吃力。

上個月做健康檢查，醫師說膽固醇和中性脂肪偏高，若不減重，恐怕會引發心臟疾病的問題。

醫師的話一直縈繞在我的腦海裡。為了健康與美容著想，決定向減肥挑戰。就在此時，聽到一位資深同事說納豆菌讓她瘦了十公斤，而且腰痛、膝痛等宿疾消失一空，令我十分心動，決定開始吃納豆。

我攝取的是納豆營養食品。三週後，瘦了三公斤，這樣的效果，讓我感到心滿意足。

更令我高興的是，膝痛消失，雙下巴不見了，自己都感覺到臉明顯的變小了。

一年後，足足減重十公斤。到醫院做檢查，醫師說，中性脂肪和膽固醇都大幅下降，幾近於正常值，不必擔心心臟疾病的問題了。

現在腰圍變細，大腿的贅肉去除，能夠輕鬆的彎腰。不必限制飲食就能減肥，真是太神奇了。

隨著減輕體重膝痛消除

S女士（四五歲）

我從年輕時就一直是歐巴桑身材，腰圍粗大，而且自己都看得到腰部的三層肉，穿上裙子後，身材顯得更為臃腫肥胖。

結婚生子後，體重從六五公斤增加到八十公斤。連低跟的鞋子都穿不住，出現嚴重的膝痛，甚至引起積水的問題。

嘗試過各種減肥法，但是，多半要限制飲食，所以無法持久。

朋友說，吃納豆能去除體內多餘的脂肪，輕鬆減肥，有助於改善膝痛，建議我每天吃納豆。

這個減肥法很簡單，而且之前也聽說過很多人都因為吃納豆而改善各種症狀。既然如此，我當然要馬上嘗試。

我在三餐半小時前吃納豆，一個月後，感覺腰圍縮小了一些，測量體重，真的瘦了三公斤。這樣的結果，激勵我繼續吃納豆的決心。

三個月後，不只腰圍變細，腿也變細了，能夠穿高跟鞋走路，這才發現膝痛消失無蹤。當然，不用量體重，從外表即可看出現在的自己苗條許多，精神變得更好。

體質改善，健康的減肥

Y女士（四五歲）

婚後生下兩個孩子，身材完全走樣。平常工作忙碌，又要照顧孩子，身心俱疲，因為壓力而暴飲暴食，造成體重迅速上升。

後來，身體浮腫，體力不佳，經常感覺頭重、頭暈，容易疲倦。心想，孩子還小，我不能讓自己病倒。

於是，努力收集各種健康資訊。後來，發現吃納豆是最簡單的方法，而且受惠者不計其數，讓我深受吸引。

攝取納豆二週後，體重減少三公斤，令我驚喜不已。三個月後，體重從七五公斤降為五二公斤，頭重、頭暈的症狀消失，肌膚變好，容易上妝。

自從攝取納豆後，容易流汗，排尿順暢，去除浮腫，湧現活力。納豆的神奇功效，值得推薦。

護士之間也流行吃納豆

A小姐（二八歲）

我是一名護士，因為輪值關係，經常過著日夜顛倒的生活。

從小到大是班上最胖的學生，直到高中都是如此，體重居高不下，最重曾經到達七十五公斤。因為身材矮小，所以更顯肥胖。

而且不忌口，經常吃甜食。自己身為護士，知道營養要求取均衡，生活作息要規律，但是卻無法履行。

過去曾經多次減肥，但效果不佳，尤其是必須要限制飲食的減肥法，更是讓自己承受壓力，導致暴飲暴食，造成惡性循環。

但是無論如何，肥胖會引發各種問題。我還沒結婚，未來的人生還很長，而且又是一名護士，在病患面前需要擁有健康的形象。

後來，同事之間口耳相傳納豆減肥的卓效，我也決定加入納豆減肥的行列。

一個月下來，並沒有限制飲食，就輕鬆的瘦了五～六公斤，感覺比以前更有體力和活力。

其他同事也出現好的反應，除了減肥外，也改善各種症狀，例如，血壓恢復正常、改善肝功能及各種慢性病。

連續攝取納豆三個月，體重從七二公斤降到六十公斤。不需要特別限制飲食或做運動，只要吃納豆就能夠輕鬆減肥，真是深具魅力的健康減肥法。

腹部變得平坦，感謝納豆之賜

S女士（四三歲）

我的身高一六〇公分，體重五十八公斤，並不是很胖，可是腹部突出，是標準的「中年體型」。

最在意的是腰部肥大，根本不敢穿裙子，每次看到擁有柳腰身材的女性，總會投以羨慕的眼光。

長年來，不但有便秘的問題，也經常出現慢性胃痛，為胃潰瘍所苦。

好友建議我吃納豆，因為她就是利用納豆成功的減重十公斤。我不敢奢望自己能夠瘦這麼多，只要減少五公斤就心滿意足了。

攝取納豆後，最初出現的變化是排便通順，每天都能在一定的時間內順利排便。一個月後，腹部慢慢變得平坦。體重從五十八公斤減少為五十三公斤。

這麼好的結果，讓我興奮不已。事實上，更讓我開心的是，長年來的宿疾胃潰瘍減輕，不再胃痛，食物吃起來美味可口。

相信持續吃納豆一定能繼續減重。現在腰圍明顯的縮小，能夠穿裙子，感謝納豆之賜。

擺脫胃潰瘍的痛苦，減重八公斤

F女士（三八歲）

每年一到春天，就為花粉症所苦，而且胃潰瘍的症狀惡化。這和工作忙碌造成的壓力或許有關，不過，醫師認為是棲息在胃中的幽門螺旋桿菌增殖所致。

幽門螺旋桿菌是引起胃潰瘍、十二指腸潰瘍的細菌，雖然服用藥物，可是效果不佳，長年來一直飽受疾病的折磨。

尤其生完第二個孩子後，體重暴增，心情更加沮喪。身高一五三公分，體重六十公斤，衣服尺寸不斷的增大，十分鬱卒。

有一天，妹妹前來看我，我對她傾吐內心的苦惱。妹妹毫不遲疑的立刻鼓勵我吃納豆。

妹妹在結婚生子後也一度暴肥，甚至膽固醇過高，醫師屢次勸她要減肥。現在，妹妹的身材苗條，完全看不出曾經有過發胖的時期，而且臉色紅潤，身體狀況極佳。

雖然姊妹只相差二歲，但我看起來就顯得相當老態。在妹妹的鼓勵下，我決定向納豆減肥挑戰。

第一個月瘦三公斤，第二個月效果顯著，瘦了五公斤，二個月下來總計減重八公斤。

更令人可喜的是，花粉症消失，胃潰瘍也好轉許多。原本還有腰痛和肩膀酸痛的毛病，現在症狀消失得無影無蹤。妹妹也說我變年輕了。

這麼好的東西，今後還要繼續攝取，而且也要推薦家人攝取納豆，全家人共創健康。

減肥後，臉部輪廓變得更立體

K小姐（二九歲）

還是單身的我，腹部突出，有如孕婦一般，挺著肚子走路。

也許是早年得志吧！還不到三十歲就經營一家咖啡館。雖然生意不錯，但是作息不正常，打烊回到家後，都已經幾近凌晨了。

白天睡一整天，傍晚到店裡去。一天只吃一餐，但是食量驚人，幾乎不運動。

在店裡，看到身材高瘦的女客人，真是羨慕不已，可是自己又沒有減肥的決心，就這樣一天度過一天。

我是個很愛美的人，十分在意自己的雙下巴。身高一六五公分，體重七五公斤。可能是因為肥胖和久坐的關係，膝蓋疼痛，雙腿無力。

有一天，和一位客人聊到減肥的話題。客人知道我很想要減肥，可是又是個生活懶散的人，因此，建議我實行簡單的納豆減肥法。

雖然半信半疑，但是，看到那位女客人擁有如模特兒般的美好身材，因此我決定付諸行動，嘗試實行納豆減肥。在工作途中，感覺飢餓時就吃納豆。

二週下來，腹圍明顯的縮小了一圈。膝痛減輕後，也開始嘗試做一些輕鬆的運動。

三個月後，體重減少十二公斤，雙下巴消失，臉蛋變小，臉部輪廓變得清晰，以照鏡子為樂。

自從減肥後，食量大為減少，對甜食和油膩食物毫無興趣。現在，即使久站也不覺得疲累，對於健康擁有自信。我也將納豆的好處介紹給客人，希望更多的人能夠得到納豆的幫助。

除了減肥外，也改善更年期障礙

T女士（五五歲）

曾經聽很多人提及納豆的妙用，自己也很心動，想要實行納豆減肥法。

我的身高一五一公分，體重六十五公斤，身材肥胖。尤其這些年來，不僅為肥胖苦惱，也出現各種更年期障礙，雖然服用藥物，注射荷爾蒙，但是效果不彰。

和我同樣為更年期障礙所苦的朋友推薦我吃納豆。她說，納豆中含有類似女性激素作用的異黃酮，能改善更年期障礙，對於肥胖也有效。

我決定一試，希望納豆能展現效果，減輕我的痛苦。我原本就是容易發胖的體質，只吃納豆而不節食，真的能夠減肥嗎？我感到半信半疑。

但是，最後證明納豆的確是好東西。攝取納豆一個月後，肌膚變美，雖然瘦了七、八公斤，但是，臉上並未留下皺紋，反而肌膚變得更有彈性。

朋友都說我變年輕了，而且看起來精神抖擻，身材也變苗條了。

三個月內減重十二公斤，血壓恢復正常

B女士（四五歲）

年輕時，身高一六〇公分，體重五十公斤，算是標準體重。但是，結婚生子後，就一直瘦不下來，而且養成愛吃甜食和油膩食物的習慣，體重達到六十八公斤。

可能是肥胖的關係，血壓上升，偶爾會出現心悸、呼吸困難等症狀。

雖然每天忙於家事，但是體重有增無減。有一天，在和鄰居閒話家常時聊

到納豆減肥。鄰居就是拜納豆之賜成功的減肥，而且許多症狀都不藥而癒。

這麼簡單又有效的方法，當然值得一試。一個月後，感覺身體變得輕鬆，腰圍縮小了一些，測量體重，果然減少三公斤。

我並不渴望急速瘦下來，驟然減重，皮膚容易變得鬆弛，肌膚乾燥。只要身體健康，就算慢慢的減少體重，也是可喜的事情。

三個月後，各種好現象陸續出現。不但成功的減重十二公斤，血壓也恢復正常，皮膚非但沒有鬆弛，反而變得更緊實，感謝納豆的恩賜。

第七章　更健康的納豆吃法

納豆加蔥更能預防血液凝固

納豆中含有能溶解血栓的酵素，而蔥也有預防血液凝固的效果，兩者搭配組合，不但風味絕佳，也能更有效的預防血栓症。

另外，蔥能促進維他命B_2的吸收，提高消化液的分泌，增進食慾。

以前的人會將納豆、豆豉和蔥混合後食用，能夠促進排汗，對於感冒、頭痛、發燒及穩定情緒有效。

有些地方的居民，會利用納豆來舒緩小孩因為扁桃腺發炎或感冒引起的發燒。方法是將納豆放入杯中，加入砂糖充分攪拌，再注入四十℃的熱開水趁熱飲用。

攝取蔥能溫暖身體，而納豆菌具有殲滅病原菌的效果，能減輕感冒的症狀。

晚餐吃納豆效果更好

就生化學的理論來說，血液在半夜較容易凝固，許多心肌梗塞的病人都是在這個時段發作。想要防止因為動脈硬化而造成血栓，或容易生成血栓的血栓症患者，晚餐攝取納豆，能得到更好的效果。

實驗證明，納豆預防血栓生成的效果可維持八小時左右，因此，晚餐吃納豆，可以在容易生成血栓的時間帶奏效。

納豆中混入芥末或蔥，不但能消除納豆特有的氨臭味，也能透過其本身所具有的刺激性促進胃的功能，增進食慾。

海苔拌納豆也是不錯的吃法。海苔富含納豆中含量較少的維他命A和C，也含有豐富的礦物質，尤其鉀的含量高，能發揮降血壓效果，去除浮腫。

納豆料理是很好的下酒菜

酒是百藥之長，適量的飲酒會對身體產生好的效果。酒精會增進食慾，含有較高的熱量，因此，飲酒過度容易造成肥胖。

納豆中所含的蛋白質，能提高肝臟分解酒精的能力。同時，膳食纖維能發揮減肥效果，所以，納豆料理是很好的下酒菜。

根據報告顯示，每天適量飲酒的人，因為心肌梗塞或冠動脈引起的死亡率非常低。換言之，適量飲酒不會成為血栓症的危險因子，反而有預防作用。

事實上，我們也可以發現到，很多長壽者都是有適度飲酒習慣的人。在精神愉快的狀態下適量飲酒，有助於身體健康。

最近，經由研究報告證實，酒和納豆搭配食用，能提高抗血栓的效果，有助於預防老人痴呆症。而納豆的發酵物中也含有解酒成分。

納豆和雞蛋的組合具有健腦作用

納豆中所含的卵磷脂，具有使頭腦靈活、防止大腦老化的效果。雞蛋中也含有卵磷脂，兩者併用，能大幅提升腦部的功能，預防痴呆。

很多中老年人很在意雞蛋中所含的膽固醇，事實上，一天吃一顆蛋不會出問題，而如果與納豆併用，更是讓人安心。納豆中所含的膳食纖維和亞油酸，能降低血液中的膽固醇值。

想要預防中老年病，除了攝取植物性蛋白外，也要攝取魚類和大量的蔬菜及膳食纖維，藉此能預防高血壓、糖尿病、動脈硬化等慢性病。

此外，搭配攝取韮菜也有效。韮菜中含有能發揮抗衰老作用的維他命Ｅ，還有其他的維他命與礦物質，能增強體力。

納豆味噌能預防糖尿病、肝病與癌症

納豆和味噌都是利用大豆製造出來的。大豆蛋白質製成納豆，藉由納豆菌製成味噌，而經由麴菌、酵母、乳酸菌等被分解為氨基酸或肽。

氨基酸是製造蛋白質的材料，而肽則是氨基酸相連而形成的物質。因此，肝臟不需要重新進行化學處理，就可以直接利用氨基酸或肽，既不會對肝臟造成負擔，又能夠供應氨基酸。

光是納豆就擁有各種強大的效用，若和味噌一併攝取，就更能提高效果，有助於預防肝病與骨質疏鬆症。

納豆中含有能夠分解蛋白質的蛋白酶等酵素，而味噌中含有能夠分解澱粉的澱粉酶等酵素。藉由相互作用，可以促進食物的消化和吸收。

納豆和味噌都能夠去除老化和疾病元兇的活性氧。納豆中含有SOD（超氧化歧化酶）這種去除活性氧的酵素，而味噌能夠對於脂質的氧化發揮抗氧化作用，兩者都具有預防及改善肝病的效果。

納豆和味噌中都含有異黃酮。異黃酮是大豆中所含的具有類似女性激素作用的物質，女性激素是維護女性健康的激素。

女性進入更年期後，女性激素的分泌減少，鈣不容易沉著於骨骼，導致骨量不足。攝取異黃酮，藉著其類似女性激素的作用，能夠抑制骨量減少，預防骨質疏鬆症。

納豆味噌的簡單作法

味噌中的異黃酮，是容易被吸收的糖苷配基形態，易被體內吸收與利用。而要讓鈣質沉著於骨骼，需要依賴維他命K。納豆中所含的維他命，能夠製造出維他命K，促進鈣沉著於骨，也可能預防骨質疏鬆症。

另外，味噌中含有蛋白黑素這種色素成分。例如，紅味噌的紅褐色，就是蛋白黑素的顏色。

蛋白黑素是蛋白質分解後與醣類產生反應所形成的色素，具有制癌作用，也能抑制血糖值，防止血管老化。納豆和味噌一併攝取，更能夠提高制癌效果。

納豆味噌加熱後，部分有效成分會流失，因此，最好攝取未經加熱的納豆味噌。作法很簡單，介紹如下。

①在一百克（二包）納豆中混入一小匙清酒。

②放入五十克味噌，充分攪拌。

③放入密封容器中，擱置半天後即可食用。若置於冰箱內保存，則三天內要吃完。

一天攝取三十克。作好的納豆味噌中含有谷氨酸等甜味成分，美味可口，經常攝取，能夠預防骨質疏鬆症、肝病等各種疾病，增進健康。

泡菜納豆能夠淨化血液而抑制血栓生成

納豆搭配泡菜，能夠中和泡菜的辣味，容易入口，同時能減輕納豆特殊臭味，讓納豆吃起來更為爽口。

納豆與泡菜混合，擱置片刻後，納豆與泡菜的微生物狀態會產生很大的變化。

納豆中有納豆菌，泡菜中有乳酸菌，兩者混合後，泡菜中的乳酸菌會藉著納豆的納豆菌而增加。

攝取泡菜納豆，不只能夠享受美味，也能夠使血液保持清爽，得到防癌效果。

在血管中，血液會凝固成血栓，這是血小板凝集造成的。納豆混合泡菜，藉著乳酸菌和納豆菌的增殖，能夠抑制血栓的形成，甚至溶解已經形成的血栓。

納豆菌本身就具有強大的抗菌作用，能擊退大腸菌或病原性細菌。而納豆菌與乳酸菌結合，更能夠強化抗菌作用。

體內一旦存在納豆菌或乳酸菌，就能夠抑制致癌物質亞硝胺類的生成，達到防癌效果。

納豆泡菜的作法很簡單。首先充分的攪拌納豆，再放入泡菜充分混合，擱置半小時後，能使納豆菌和乳酸菌增殖。

如果時間許可，置於冰箱內冷藏一夜後再食用，能使效果倍增。

納豆和泡菜的組合，並不僅僅只是納豆的作用加上泡菜的作用，而是具有更強大的作用，尤其能保持血液清爽，預防血栓。

納豆白蘿蔔泥具有減肥效果

納豆中含有豐富的納豆菌，一克納豆中約含有十億個以上的納豆菌。攝取納豆菌，能夠使腸內的益菌增殖，調整腸的功能。

納豆中也富含膳食纖維，拜納豆菌之賜，納豆變得柔軟容易食用。膳食纖維能夠活化腸的功能，改善排便。一旦便秘，就容易變胖。攝取納豆，能使排便順暢，擁有不易肥胖的體質。

另外，納豆中含有卵磷脂這種磷脂質，能夠分解體內多餘的脂肪，使肌膚滋潤，得到減肥與美容作用。

光靠納豆就能得到美容和減肥效果，如果再加上白蘿蔔泥作成納豆泥，就能使效果加倍。

納豆和白蘿蔔都富含膳食纖維，同時也含有豐富的酵素。納豆的營養成分雖然很多，卻唯獨缺少維他命C。因此，和富含維他命C的白蘿蔔泥搭配，能夠成為營養滿分的佳餚。

攝取納豆白蘿蔔泥，能夠促進排便，使得肌膚變美。即使不喜歡吃納豆的人，只要加入白蘿蔔泥，就能夠降低納豆特有的臭味，容易食用。

納豆白蘿蔔泥的減肥效果極佳。減肥時，通常必須得忍受美食與飢餓，但是，利用納豆白蘿蔔泥減肥，不必忍受飢餓的痛苦。

第八章　納豆Q＆A

Q1：吃納豆能消除浮腫嗎？

A1：納豆菌能提高腎臟等細胞的功能，促進水分代謝，幫助利尿，去除浮腫。同時能解毒體內的不良物質，調整身體狀況，消除疲勞，也有助於減肥。

Q2：對於改善脂肪肝有效嗎？

A2：納豆菌能促進積存在肝臟的脂肪分解，有效的改善脂肪肝。同時具有優越的抗氧化作用，能預防肝硬化或肝癌。

Q3：能改善壓力引起的暴飲暴食嗎？

A3：納豆菌中含有能夠穩定情緒的物質，有助於改善壓力造成的暴飲暴食現象。同時富含膳食纖維，能改善便秘，達到減肥效果。

Q4：吃納豆能改善過高的體脂肪嗎？

A4：理想的減肥法是，只要減少體脂肪而不要減少肌肉。納豆菌能去除附著於血管上的膽固醇，改變脂肪結構，促進代謝，減少體脂肪。

Q5：為什麼納豆具有整腸效果呢？

A5：納豆菌富含吡啶三羧酸，能發揮抗菌與減肥效果。

Q6：吃納豆能抑制引起胃潰瘍的幽門螺旋桿菌嗎？

A6：經由實驗證明，納豆菌能抑制〇一五七等病原性大腸菌的作用，也能抑制引起胃潰瘍的幽門螺旋桿菌，預防胃潰瘍或胃癌。

Q7：為什麼吃納豆能預防疾病與老化？

A7：納豆菌能誘導抑制病毒增殖的干擾素物質的產生，提高身體的抵抗力，抑制活性氧的發生，有助於預防疾病和老化。

Q8：納豆攪拌越久越能增加有效成分嗎？

A8：這是誤解。不論攪拌多久，納豆中所含的成分不變。討厭吃納豆的人，不要攪拌而直接吃，比較容易入口。

Q9：要怎麼吃才能補充到更多的維他命C呢？

A9：納豆搭配白蘿蔔泥，可以抑制納豆的臭味，同時補充維他命C。也可以混入醃鹹梅一起吃。

Q10：納豆中含有降壓物質嗎？

A10：納豆中含有很多降壓物質，同時納豆菌能促進血液循環，維持血壓正常。

Q11：常吃納豆能去除壓力嗎？

A11：納豆菌會作用於腦的中樞神經，具有放鬆效果，可以舒緩壓力，有助於改善因為壓力而造成的肥胖。

Q12：為什麼吃納豆菌能使肌膚變美？

A12：因為納豆菌能改善全身的健康狀態，提高肝功能。

Q13：吃納豆能夠改善更年期障礙嗎？

A13：更年期障礙是因為女性激素不足所致。納豆中含有類似女性激素作用的成分異黃酮，所以，能改善更年期障礙。

Q14：吃納豆能夠改善肥胖引起的膝痛嗎？

A14：一旦體重增加，會對膝關節造成負擔，引起膝痛。納豆菌能夠處理體內多餘的脂肪，輕鬆減肥，改善膝痛。

Q15：為什麼常吃納豆能夠減肥呢？

A15：因為納豆菌能夠提高體內脂質的代謝。另外，納豆菌會作用於腦的食慾中樞，抑制過剩的食慾，自然的減重。

Q16：對於感冒也有效嗎？

A16：納豆中含有優質蛋白質、氨基酸和豐富的維他命B群等，能使身體溫暖。同時，具有抗菌作用，能夠預防及舒緩感冒的症狀。

Q17：為什麼常吃納豆能夠降低中性脂肪與膽固醇呢？

A17：大豆發酵成納豆後，八～九成以上的大豆蛋白容易被人體消化、吸收，有助於降低膽固醇與中性脂肪，是預防動脈硬化的理想食品。

Q18：常吃納豆真的能夠預防血栓症嗎？

A18：納豆菌中含有能夠溶解血栓的納豆激酶，會製造出使血液不易凝固的物質，活化血液循環，預防血栓。同時能消除疲勞，健康的減肥。

Q19：對於酒精中毒也有效嗎？

A19：經由老鼠實驗證明，納豆中的成分能降低乙醛的濃度，預防酒精中毒與宿醉。

Q20：為什麼吃納豆後變得想要吃口味清淡的食物？

A20：當我們承受壓力時，身體細胞會想要吸收甜食或油膩食品。但是藉由納豆改善健康狀態後，就會遠離高熱量食物，開始追求口味清淡的食品。

大展出版社有限公司
品冠文化出版社

圖書目錄

地址：台北市北投區(石牌)
致遠一路二段 12 巷 1 號
郵撥：01669551＜大展＞
19346241＜品冠＞

電話：(02) 28236031
28236033
28233123
傳真：(02) 28272069

・熱門新知・品冠編號 67

1.	圖解基因與 DNA		中原英臣主編	230 元
2.	圖解人體的神奇	（精）	米山公啟主編	230 元
3.	圖解腦與心的構造	（精）	永田和哉主編	230 元
4.	圖解科學的神奇	（精）	鳥海光弘主編	230 元
5.	圖解數學的神奇	（精）	柳 谷 晃著	250 元
6.	圖解基因操作	（精）	海老原充主編	230 元
7.	圖解後基因組	（精）	才園哲人著	230 元
8.	圖解再生醫療的構造與未來		才園哲人著	230 元
9.	圖解保護身體的免疫構造		才園哲人著	230 元
10.	90 分鐘了解尖端技術的結構		志村幸雄著	280 元
11.	人體解剖學歌訣		張元生主編	200 元

・名人選輯・品冠編號 671

1.	佛洛伊德	傅陽主編	200 元
2.	莎士比亞	傅陽主編	200 元
3.	蘇格拉底	傅陽主編	200 元
4.	盧梭	傅陽主編	200 元
5.	歌德	傅陽主編	200 元
6.	培根	傅陽主編	200 元
7.	但丁	傅陽主編	200 元
8.	西蒙波娃	傅陽主編	200 元

・圍棋輕鬆學・品冠編號 68

1.	圍棋六日通	李曉佳編著	160 元
2.	布局的對策	吳玉林等編著	250 元
3.	定石的運用	吳玉林等編著	280 元
4.	死活的要點	吳玉林等編著	250 元
5.	中盤的妙手	吳玉林等編著	300 元
6.	收官的技巧	吳玉林等編著	250 元
7.	中國名手名局賞析	沙舟編著	300 元
8.	日韓名手名局賞析	沙舟編著	330 元

·象棋輕鬆學·品冠編號 69

1. 象棋開局精要　方長勤審校　280 元
2. 象棋中局薈萃　言穆江著　280 元
3. 象棋殘局精粹　黃大昌著　280 元
4. 象棋精巧短局　石鏞、石煉編著　280 元

·生活廣場·品冠編號 61

1. 366 天誕生星　李芳黛譯　280 元
2. 366 天誕生花與誕生石　李芳黛譯　280 元
3. 科學命相　淺野八郎著　220 元
4. 已知的他界科學　陳蒼杰譯　220 元
5. 開拓未來的他界科學　陳蒼杰譯　220 元
6. 世紀末變態心理犯罪檔案　沈永嘉譯　240 元
7. 366 天開運年鑑　林廷宇編著　230 元
8. 色彩學與你　野村順一著　230 元
9. 科學手相　淺野八郎著　230 元
10. 你也能成為戀愛高手　柯富陽編著　220 元
12. 動物測驗—人性現形　淺野八郎著　200 元
13. 愛情、幸福完全自測　淺野八郎著　200 元
14. 輕鬆攻佔女性　趙奕世編著　230 元
15. 解讀命運密碼　郭宗德著　200 元
16. 由客家了解亞洲　高木桂藏著　220 元

·血型系列·品冠編號 611

1. A 血型與十二生肖　萬年青主編　180 元
2. B 血型與十二生肖　萬年青主編　180 元
3. O 血型與十二生肖　萬年青主編　180 元
4. AB 血型與十二生肖　萬年青主編　180 元
5. 血型與十二星座　許淑瑛編著　230 元

·女醫師系列·品冠編號 62

1. 子宮內膜症　國府田清子著　200 元
2. 子宮肌瘤　黑島淳子著　200 元
3. 上班女性的壓力症候群　池下育子著　200 元
4. 漏尿、尿失禁　中田真木著　200 元
5. 高齡生產　大鷹美子著　200 元
6. 子宮癌　上坊敏子著　200 元
7. 避孕　早乙女智子著　200 元
8. 不孕症　中村春根著　200 元
9. 生理痛與生理不順　堀口雅子著　200 元

10. 更年期	野末悅子著	200 元

・傳統民俗療法・品冠編號 63

1. 神奇刀療法	潘文雄著	200 元
2. 神奇拍打療法	安在峰著	200 元
3. 神奇拔罐療法	安在峰著	200 元
4. 神奇艾灸療法	安在峰著	200 元
5. 神奇貼敷療法	安在峰著	200 元
6. 神奇薰洗療法	安在峰著	200 元
7. 神奇耳穴療法	安在峰著	200 元
8. 神奇指針療法	安在峰著	200 元
9. 神奇藥酒療法	安在峰著	200 元
10. 神奇藥茶療法	安在峰著	200 元
11. 神奇推拿療法	張貴荷著	200 元
12. 神奇止痛療法	漆 浩 著	200 元
13. 神奇天然藥食物療法	李琳編著	200 元
14. 神奇新穴療法	吳德華編著	200 元
15. 神奇小針刀療法	韋丹主編	200 元
16. 神奇刮痧療法	童佼寅主編	200 元
17. 神奇氣功療法	陳坤編著	200 元

・常見病藥膳調養叢書・品冠編號 631

1. 脂肪肝四季飲食	蕭守貴著	200 元
2. 高血壓四季飲食	秦玖剛著	200 元
3. 慢性腎炎四季飲食	魏從強著	200 元
4. 高脂血症四季飲食	薛輝著	200 元
5. 慢性胃炎四季飲食	馬秉祥著	200 元
6. 糖尿病四季飲食	王耀獻著	200 元
7. 癌症四季飲食	李忠著	200 元
8. 痛風四季飲食	魯焰主編	200 元
9. 肝炎四季飲食	王虹等著	200 元
10. 肥胖症四季飲食	李偉等著	200 元
11. 膽囊炎、膽石症四季飲食	謝春娥著	200 元

・彩色圖解保健・品冠編號 64

1. 瘦身	主婦之友社	300 元
2. 腰痛	主婦之友社	300 元
3. 肩膀痠痛	主婦之友社	300 元
4. 腰、膝、腳的疼痛	主婦之友社	300 元
5. 壓力、精神疲勞	主婦之友社	300 元
6. 眼睛疲勞、視力減退	主婦之友社	300 元

・休閒保健叢書・品冠編號 641

1. 瘦身保健按摩術　聞慶漢主編　200 元
2. 顏面美容保健按摩術　聞慶漢主編　200 元
3. 足部保健按摩術　聞慶漢主編　200 元
4. 養生保健按摩術　聞慶漢主編　280 元
5. 頭部穴道保健術　柯富陽主編　180 元
6. 健身醫療運動處方　鄭寶田主編　230 元
7. 實用美容美體點穴術＋VCD　李芬莉主編　350 元

・心 想 事 成・品冠編號 65

1. 魔法愛情點心　結城莫拉著　120 元
2. 可愛手工飾品　結城莫拉著　120 元
3. 可愛打扮 & 髮型　結城莫拉著　120 元
4. 撲克牌算命　結城莫拉著　120 元

・健康新視野・品冠編號 651

1. 怎樣讓孩子遠離意外傷害　高溥超等主編　230 元
2. 使孩子聰明的鹼性食品　高溥超等主編　230 元
3. 食物中的降糖藥　高溥超等主編　230 元

・少 年 偵 探・品冠編號 66

1. 怪盜二十面相　（精）　江戶川亂步著　特價 189 元
2. 少年偵探團　（精）　江戶川亂步著　特價 189 元
3. 妖怪博士　（精）　江戶川亂步著　特價 189 元
4. 大金塊　（精）　江戶川亂步著　特價 230 元
5. 青銅魔人　（精）　江戶川亂步著　特價 230 元
6. 地底魔術王　（精）　江戶川亂步著　特價 230 元
7. 透明怪人　（精）　江戶川亂步著　特價 230 元
8. 怪人四十面相　（精）　江戶川亂步著　特價 230 元
9. 宇宙怪人　（精）　江戶川亂步著　特價 230 元
10. 恐怖的鐵塔王國　（精）　江戶川亂步著　特價 230 元
11. 灰色巨人　（精）　江戶川亂步著　特價 230 元
12. 海底魔術師　（精）　江戶川亂步著　特價 230 元
13. 黃金豹　（精）　江戶川亂步著　特價 230 元
14. 魔法博士　（精）　江戶川亂步著　特價 230 元
15. 馬戲怪人　（精）　江戶川亂步著　特價 230 元
16. 魔人銅鑼　（精）　江戶川亂步著　特價 230 元
17. 魔法人偶　（精）　江戶川亂步著　特價 230 元
18. 奇面城的秘密　（精）　江戶川亂步著　特價 230 元
19. 夜光人　（精）　江戶川亂步著　特價 230 元

20. 塔上的魔術師 （精） 江戶川亂步著 特價 230 元
21. 鐵人Q （精） 江戶川亂步著 特價 230 元
22. 假面恐怖王 （精） 江戶川亂步著 特價 230 元
23. 電人M （精） 江戶川亂步著 特價 230 元
24. 二十面相的詛咒 （精） 江戶川亂步著 特價 230 元
25. 飛天二十面相 （精） 江戶川亂步著 特價 230 元
26. 黃金怪獸 （精） 江戶川亂步著 特價 230 元

・武 術 特 輯・大展編號 10

1. 陳式太極拳入門 馮志強編著 180 元
2. 武式太極拳 郝少如編著 200 元
3. 中國跆拳道實戰 100 例 岳維傳著 220 元
4. 教門長拳 蕭京凌編著 150 元
5. 跆拳道 蕭京凌編譯 180 元
6. 正傳合氣道 程曉鈴譯 200 元
7. 實用雙節棍 吳志勇編著 200 元
8. 格鬥空手道 鄭旭旭編著 200 元
9. 實用跆拳道 陳國榮編著 200 元
10. 武術初學指南 李文英、解守德編著 250 元
11. 泰國拳 陳國榮著 180 元
12. 中國式摔跤 黃 斌編著 180 元
13. 太極劍入門 李德印編著 180 元
14. 太極拳運動 運動司編 250 元
15. 太極拳譜 清・王宗岳等著 280 元
16. 散手初學 冷 峰編著 200 元
17. 南拳 朱瑞琪編著 180 元
18. 吳式太極劍 王培生著 200 元
19. 太極拳健身與技擊 王培生著 250 元
20. 秘傳武當八卦掌 狄兆龍著 250 元
21. 太極拳論譚 沈 壽著 250 元
22. 陳式太極拳技擊法 馬 虹著 250 元
23. 二十四式/三十二式太極拳/劍 闞桂香著 180 元
24. 楊式秘傳 129 式太極長拳 張楚全著 280 元
25. 楊式太極拳架詳解 林炳堯著 280 元
26. 華佗五禽劍 劉時榮著 180 元
27. 太極拳基礎講座：基本功與簡化 24 式 李德印著 250 元
28. 武式太極拳精華 薛乃印著 200 元
29. 陳式太極拳拳理闡微 馬 虹著 350 元
30. 陳式太極拳體用全書 馬 虹著 400 元
31. 張三豐太極拳 陳占奎著 200 元
32. 中國太極推手 張 山主編 300 元
33. 48 式太極拳入門 門惠豐編著 220 元
34. 太極拳奇人奇功 嚴翰秀編著 250 元

35. 心意門秘籍 李新民編著 220 元
36. 三才門乾坤戊己功 王培生編著 220 元
37. 武式太極劍精華＋VCD 薛乃印編著 350 元
38. 楊式太極拳 傅鐘文演述 200 元
39. 陳式太極拳、劍 36 式 闞桂香編著 250 元
40. 正宗武式太極拳 薛乃印著 220 元
41. 杜元化<太極拳正宗>考析 王海洲等著 300 元
42. <珍貴版>陳式太極拳 沈家楨著 280 元
43. 24 式太極拳＋VCD 中國國家體育總局著 350 元
44. 太極推手絕技 安在峰編著 250 元
45. 孫祿堂武學錄 孫祿堂著 300 元
46. <珍貴本>陳式太極拳精選 馮志強著 280 元
47. 武當趙堡太極拳小架 鄭悟清傳授 250 元
48. 太極拳習練知識問答 邱丕相主編 220 元
49. 八法拳 八法槍 武世俊著 220 元
50. 地趟拳＋VCD 張憲政著 350 元
51. 四十八式太極拳＋DVD 楊 靜演示 400 元
52. 三十二式太極劍＋VCD 楊 靜演示 300 元
53. 隨曲就伸 中國太極拳名家對話錄 余功保著 300 元
54. 陳式太極拳五功八法十三勢 闞桂香著 200 元
55. 六合螳螂拳 劉敬儒等著 280 元
56. 古本新探華佗五禽戲 劉時榮編著 180 元
57. 陳式太極拳養生功＋VCD 陳正雷著 350 元
58. 中國循經太極拳二十四式教程 李兆生著 300 元
59. <珍貴本>太極拳研究 唐豪・顧留馨著 250 元
60. 武當三豐太極拳 劉嗣傳著 300 元
61. 楊式太極拳體用圖解 崔仲三編著 400 元
62. 太極十三刀 張耀忠編著 230 元
63. 和式太極拳譜＋VCD 和有祿編著 450 元
64. 太極內功養生術 關永年著 300 元
65. 養生太極推手 黃康輝編著 280 元
66. 太極推手祕傳 安在峰編著 300 元
67. 楊少侯太極拳用架真詮 李璉編著 280 元
68. 細說陰陽相濟的太極拳 林冠澄著 350 元
69. 太極內功解祕 祝大彤編著 280 元
70. 簡易太極拳健身功 王建華著 180 元
71. 楊氏太極拳真傳 趙斌等著 380 元
72. 李子鳴傳梁式直趟八卦六十四散手掌 張全亮編著 200 元
73. 炮捶 陳式太極拳第二路 顧留馨著 330 元
74. 太極推手技擊傳真 王鳳鳴編著 300 元
75. 傳統五十八式太極劍 張楚全編著 200 元
76. 新編太極拳對練 曾乃梁編著 280 元
77. 意拳拳學 王薌齋創始 280 元
78. 心意拳練功竅要 馬琳璋著 300 元

國家圖書館出版品預行編目資料

納豆健康法／劉淑玉主編
－初版－臺北市，大展，民 98.01
面；21 公分－（元氣系列；13）
ISBN 978-957-468-658-2（平裝）
1.食療　2.健康食品　3.健康飲食
418.91　　97021298

納豆健康法　ISBN 978-957-468-658-2

主編者／劉　淑　玉
發行人／蔡　森　明
出版者／大展出版社有限公司
社　址／台北市北投區（石牌）致遠一路 2 段 12 巷 1 號
電　話／(02) 28236031・28236033・28233123
傳　真／(02) 28272069
郵政劃撥／01669551
網　址／www.dah-jaan.com.tw
E-mail／service@dah-jaan.com.tw
登記證／局版臺業字第 2171 號
承印者／國順文具印刷行
裝　訂／建鑫裝訂有限公司
排版者／千兵企業有限公司
初版1刷／2009 年（民 98 年） 1 月
定　價／180 元

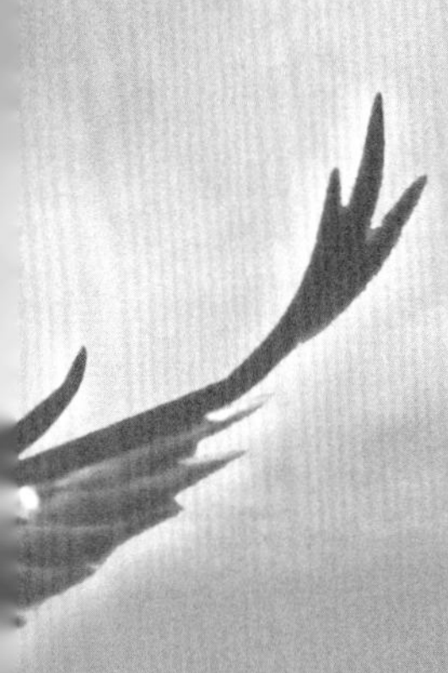

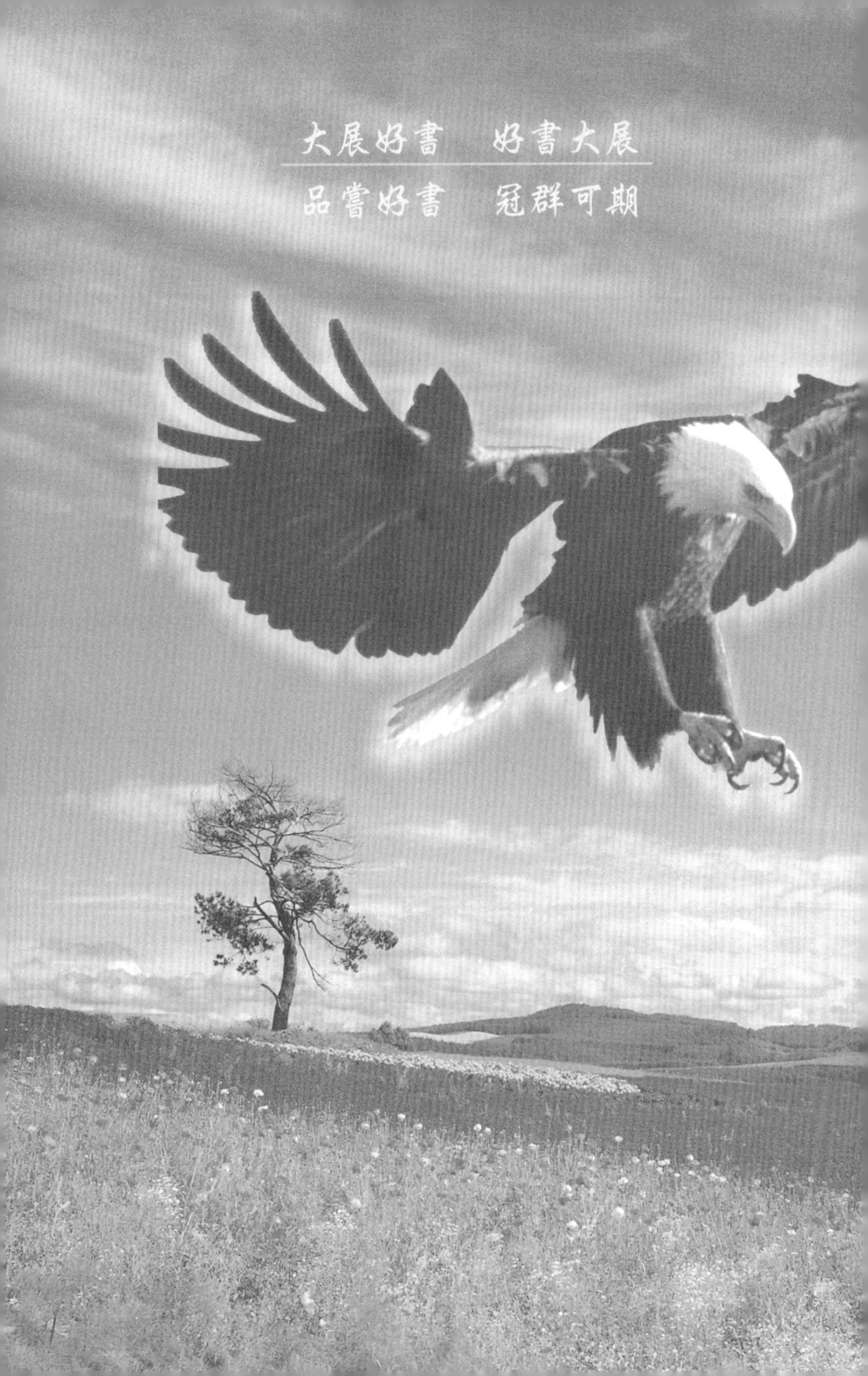

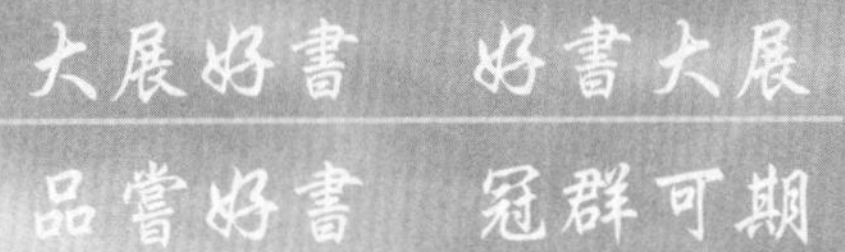
大展好書　好書大展
品嘗好書　冠群可期